약에게
살해당하지 않는
47가지 방법

약에게 살해당하지 않는 47가지 방법

곤도 마코토 지음 | 김윤경 옮김

더난출판

시작하는 글

약에서 자유로워져야 병에서 해방된다

오늘도 세컨드 오피니언(환자가 주치의가 아닌 다른 의사에게 의견을 듣는 것 - 옮긴이)외래에 약을 열 종류 이상이나 복용하는 70대 환자가 왔다.

"고혈압 약이 세 종류인데, 너무 많은 겁니까?"

"전부 끊으세요. 70대는 최고 혈압 180 정도면 치매에도 안 걸리고 장수할 수 있어요"

이 밖에도 병원에서 처방받은 약은 전부 복용한다거나, 예순의 나이에 동창회에 나가보니 약을 매일 먹지 않는 사람은 30명 중 나뿐이었다고 말하는 환자들도 있다. 치매, 우울증으로 병상에 누운 사람이 많은 이유를 나는 약에 의한 피해, 즉 '약해(藥害)'라 보고 있다. 가능한 모든 약을 끊어라. 그것이 어렵다면 가능한 한 많이 줄여라. 끊고 상태가 나빠지는 약은 거의 없다.

이 책은 약에서 벗어나 행복하게 장수하기 위한 방법을 모아

둔 책이다.

요즘은 많은 이들이 몸 상태가 조금만 나쁘면 바로 약을 찾고, 효과가 빨라서 좋다며 웃는다. 해마다 5,000만 명이 무의미한 인플루엔자 백신을 맞는다. 고혈압, 과콜레스테롤 혈증, 고혈당이 무서워 벌벌 떨면서 죽을 때까지 약을 복용한다. 일본인은 뿌리부터 약을 좋아하는 국민이다. 세상에 나도는 항생제의 70퍼센트를 마구 낭비하던 시기도 있었다. 에도시대에 이미 '상비약' 사업이 전국적으로 성행했다. 행상인이 성행했던 것이다. 행상인이 정기적으로 집집마다 돌면서 부지런히 약상자를 채워주었다. 오늘날도 사정은 다르지 않다. 지금 일본에는 편의점이 4만 개 이상 있지만, 약국 수는 그 수를 훨씬 웃도는 약 5만 4,000개(한국은 약 2만 1,000개 – 옮긴이). 당신도 편의점에서 김밥을 사 먹듯이 약을 사 먹고 있지는 않은가?

8,000통의 독자 엽서에 넘쳐나는 약에 대한 고민들

전작 『의사에게 살해당하지 않는 47가지 방법』이 독자 여러분의 성원에 힘입어 100만 부 넘게 판매되고, 편집부에는 독자 엽서가 8,000통 이상 도착했다. 읽어보니 약에 대한 당혹감과 고민이 넘쳐났다.

"약이 독이라니, 생각지도 못했습니다."

"여덟 종류나 복용하고 있던 약을 일주일 만에 절반으로 줄였습니다."

"아버지가 죽을 때까지 고통스러웠던 것은 항암제 탓이었군요."

"고혈압 기준치를 조정하자 제약사 매출이 여섯 배나 올랐다니!"

비명 같은 호소도 눈에 띈다.

"자주 휘청거려 넘어진 게 약 때문이라고?"

"약을 줄이고 싶다고 하면 의사는 '어떻게 되어도 나는 모른다'며 협박하듯 말합니다."

"항암제를 끊고 싶지만 방법을 모르겠어요."

나는 그런 고민에 무언가 도움이 되고 싶어 이 책을 쓰게 되었다.

나는 40년 동안 진통제 세 알밖에 먹지 않았다

많은 이들이 유기농 채소를 고집하면서 정작 몸은 약에 절어 있고, 식음료에 들어가는 첨가물에는 몸서리치면서 약이 첨가물 그 자체임은 모른다. 약은 몸에 좋다거나 병을 치료해준다고 믿는 사람이 너무 많다. 그러나 약의 90퍼센트는 병을 치료하지 못한다. 단지 통증을 느끼지 못하게 할 뿐이다. 조금이라도 몸이 편안해진다면 그걸로 괜찮은가? 하지만 약에는 상당히 많은 부작용이 있고, 시간이 지날수록 그 독이 몸에 쌓이기 쉬워진다. 주변에서 '여기가 아파, 이쪽도 괴로워'라고 말하는 사람들에게 물어보자. 틀림없이 약을 엄청나게 먹고 있을 것이다. 약을 먹으면 먹을수록 아픔도 괴로움도 심해진다.

내가 지난 40년간 먹은 약은 치통 진통제 세 알뿐이다. 불면증이 20년째 계속되고 있지만 사람은 잠을 자지 못해 죽지는 않기 때문에 약은 먹지 않았다. 잠을 자지 못하는 원인이 '유사 암 논쟁'에 있음을 스스로 알고 있기 때문이다. 나는 전작 『암과 싸우지 마라(患者よ, がんと闘うな)』에서 '암은 진짜 암과 유사 암으로 구분되고, 이는 발병할 때부터 이미 정해진 것이다. 진짜 암은 온몸에 전이되기 때문에 수술도 항암제도 무의미하다'라고 주장한 바 있다. 그 뒤로 의학계 전체의 강력한 반발에 부딪혀 언제나 논쟁의 한복판에 서 있어야 했다. 끊임없이 홀로 맞서 싸우느라 '투쟁 호르몬'이 그치질 않아 뇌가 편치 못했다. 그래도 그 후 '암 줄기세포'가 발견되어 '유사 암'의 존재에 더욱 확신을 가질 수 있었다. 또한 암을 치료하지 않은 환자 150명을 대상으로 한 최장 23년간의 기록 『시한부 3개월은 거짓말』도 탈고해 홀가분해지고 나니 푹 잠들 수 있었다. 마음의 긴장에서 나타나는 몸의 이상은 근본 원인을 없애지 않는 한 아무리 약을 먹어도 치료할 수 없다.

그 밖에도 꽃가루 알레르기, 잦은 배탈, 무릎 통증 등 나도 남들만큼 다양한 증상을 갖고 있지만 '누구에게나 다 있는, 때 되면 낫는 노화 현상'이라고 생각하고 넘어간다. 하지만 40년이 넘도록 아파서 일을 쉰 적은 한 번도 없다. 감기에 걸려도 몸져누울 만큼 심하지 않고, 대개 이틀이나 사흘이면 낫는다. 집에서는 쭉 개를 키웠지만 의사에게 데려가거나 약을 먹이지 않았다. 암도 그냥 방치해두었지만 녀석은 17세(사람으로 치면 80대)까지 장수를 누렸다.

약이 필요한 경우는 단 두 가지뿐

약이 필요한 경우는 두 가지밖에 없다.

1. 심근경색 등 목숨이 위험한 증상이 나타난 경우
2. 먹었을 때 이전보다 건강이 확연히 좋아진 경우

그 밖에 감기나 일상적인 몸의 이상을 달래는 약, 자각증상도 없는데 검사에서 '이상' 진단으로 처방받은 약이나 덩어리를 만드는 고형암에 사용되는 항암제는 몸에 유해하다. 끊어도 당분간 약효는 지속되어 급격한 이상 증상은 생기지 않는다.

아무 생각 없이 복용하던 약을 단호하게 끊은 환자들의 말을 들어보면 '멍했던 머리가 상쾌해졌다' '다리가 휘청거리지 않는다' '음식이 맛있어졌다' '위장 상태가 좋아졌다' '의욕이 생겼다' 등 기쁨으로 가득 찬 이야기 일색이다.

"80세 노모가 먹고 있던 혈압 약, 혈전용해제, 당뇨병 치료제,

콜레스테롤 약, 골다공증 약, 위장약 같은 것들을 전부 끊게 했습니다. 어떤 이상도 없고 정말 건강합니다!" 환자의 가족이 전하는 이런 소식도 자주 듣는다.

항암제의 무서운 독성을 깨달은 뒤, 나는 온갖 약에 관한 논문을 숱하게 찾아 읽었다. 그리고 일본인이 약을 얼마나, 어떻게 함부로 복용해 수명을 단축하고 있는지 『성인병의 진실(成人病の真実)』『의원병(医原病)』『항암제 치료만은 하지 마라(抗がん剤だけはやめなさい)』 등에 정리해두었다.

또 게이오기주쿠 대학병원에서 진료한 환자 수만 명, 그리고 3,500건 이상의 세컨드 오피니언 외래 상담자들에게서 '약으로 이런 부작용이 생겼다' '가족이나 지인이 이렇게 지독한 일을 겪었다'는 이야기를 많이 들을 수 있었다.

"약은 독이다. 약을 먹어서는 안 된다." 약학부 신입생이 첫 강의 때 배우는 말이다. 그러나 의사나 약사는 약의 독성을 환자에게 제대로 전하지 않는다. 자기 자신의 몸을 믿고 몸의 소리를 잘 들어보자. 약으로부터 자유롭게, 건강하게 오래 살기 위한 방법을 이 책으로 전한다.

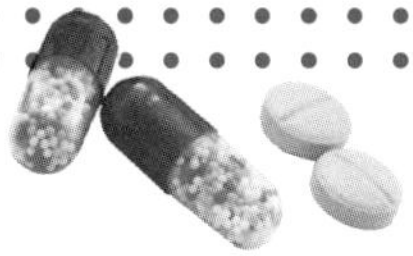

Part 2 약은 이렇게 줄여라

Part 3 의사의 위험한 꼬임에 속지 마라

Part 4 예방접종은 맞을 필요가 없다

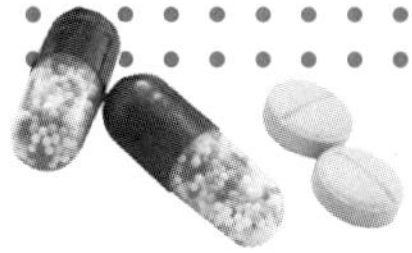

Part 5 무서운 것은 암이 아닌 암 치료

Part 6 내 몸의 힘을 살리려면 이것만은 알아두자

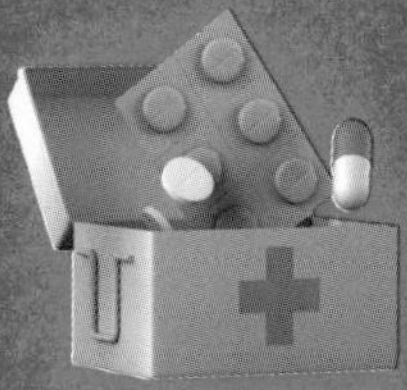

한 제약회사 회장이 퇴임 전에 "환자 여러분. 약을 버리세요" "약은 독입니다. 복용해도 병은 낫지 않습니다" "병은 약 때문에 생깁니다. 특효약이 개발되고 나서 우울증 환자가 두 배나 늘었습니다"라고 대중매체에 고백했다. 재임 중에 이런 말은 일언반구도 없었다. 약 전문가들은 이렇게 자신은 먹지 않는 독을 아무렇지 않은 얼굴로 환자에게 먹이고 자기는 그 이익을 챙겨먹는다.

PART 1

그래도 약을 먹을 것인가?

01

의사를 멀리하면
약에게 살해당하지 않는다

약에게 살해당하지 않는 세 가지 마음가짐

"앞으로 건강하게 오래 살려면 어떻게 해야 좋을까요?"

세컨드 오피니언 외래 환자들이 항상 내게 하는 질문이다. 그들은 자각증상도 없는데 치료를 권유받은 사람들이다. 그러면 나는 다음 '세 가지 마음가짐'을 소리 내어 읽으면서 종이에 써서 직접 건넨다.

1. 진단을 잊는다.
2. 검사를 받지 않는다.
3. 의사를 멀리한다.

그러면 대개는 멍해지거나 한바탕 웃는다. 그러고 나서 '과연!' '마음에 새기겠다' '불안해질 것 같지만 노력하겠다' 같은 다양한 반응을 보인다. 이것은 결코 농담도 과장도 아닌, 40년 이상의 의사 경력과 10만 시간의 공부를 통해 얻은 세 가지 '진실'이다. 의사를 가까이하지 않으면 무의미한 검사를 받을 일도 없고 약에게 살해당하는 일도 없다.

나가노 현이 일본 최고의 장수 지역인 이유

의료비에 돈을 가장 쓰지 않는 나가노(長野) 현이 2013년 '남녀 모두 일본 최고의 장수 지역' 자리에 올랐다. 남성은 평균 수명 80.88세로 다섯 번째로 높고, 여성은 87.18세로 최고를 기록했다. 한편 나가노 현민 1인당 약값을 포함한 의료비는 최근 16년간 전국에서 가장 적다. 의사나 병상 수, 입원 건수, 입원 일수도 일본에서 가장 적은 수준이다. 반면 집에서 숨을 거두는 '재택 사망률'이 14.9퍼센트로 일본에서 가장 높다. 결국 나가노 현 사람들은 평생 의사로부터 철저하게 떨어져 생활하고, 그럼으로써 제일 오래 산다는 것이다. 동북지방에서 월등한 장수 지역인 야마가타(山形) 현도 병상 수는 전국에서 43위. 반대로 의료비나 병상 수가 상위인 현은 고르게 장수 순위가 20위권 밖이다.

이른바 '의료 붕괴'가 벌어진 홋카이도 유바리(夕張) 시에서 일본인 3대 사망 원인인 암, 심장병, 폐렴 사망률이 가장 낮다는 뉴스도 눈여겨볼 만하다. 유바리 시는 65세 이상 비율이 45퍼센트로 일본에서도 가장 높은 초고령화 도시다. 그곳은 2007년 시(市) 재정 파탄으로 시립병원(종합병원)이 없어지고, 1만 명의 유바리 시민이 갈 수 있었던 곳은 진료소뿐이었다. 병상 수도 171개에서 19개로 10분의 1 가까이 급감했다. 구급병원도 없어져서 구급차를 불러도 인근 응급실에 도착하기까지 한 시간이나 걸린다. 출동 횟수도 절반 이하로 감소했다. 심근경색이나 큰 출혈 등 일각을 다투는 긴급 상황일 때는 의료용 헬리콥터가 출동한다. 암 조기 발견의 일등 공신인 CT, MRI 등 최첨단 검사 장비는 단 한 대도 없다. 암이 발견되어도 그 지방에는 입원 및 치료 설비가 없어 수술이나 항암제 치료를 하지 않는다. 고통스럽거나 괴롭다면 의사나 간호사를 집으로 불러서 고통을 진정시키는 완화 치료만 받고 집에서 사망하는 사람이 급증했다. 그 결과 고령자 한 사람당 연간 의료비는 재정 파탄 전 80만 엔 전후에서 70만 엔 전후로 20퍼센트 가까이 감소했다.

병명이 붙지 않으면 편안하게 장수할 수 있다

'향전(香奠) 의료'라는 말이 있다. 일본에서는 국민 한 사람이 평생 사용하는 의료비 가운데 20퍼센트가 죽기 직전에 발생한다고 한다. 이 돈이 없다면 일본 의료계가 유지되지 않는다고 할 정도로 많은 금액이 투입되고 있다. 유바리 시에서는 이런 향전 의료를 하고 싶어도 할 수 없었던 것이다.

그러면 모두 픽픽 쓰러지듯 일찍 죽었을까? 아니다. 반대로 일본인의 3대 사망 원인으로 인한 사망률은 낮았다. 대신 급증한 것이 '자연사(自然死)'다. 2003~2007년 유바리 시에서 자연사 진단을 받은 남성은 한 명도 없었고, 여성 또한 홋카이도 전체 평균보다 훨씬 적었다. 하지만 2008~2012년에는 남성도 여성도 평균보다 몇 배나 많아졌다. 이전에는 부지런히 병원에 다니며 상세한 검사를 받았던 이들의 죽음에 더 이상 병명이 붙지 않게 된 것이다.

가령 암이 발견되어도 치료하지 않겠다는 사람도 급증했다. "할머니 폐에 그림자가 있다는 진료소 진단을 받고 삿포로(札幌)에 있는 대형병원에서 정밀 검사를 받았습니다. 폐암이 발견되어 항암제 치료를 권유받았지만 삿포로에는 두 번 다시 가지 않고 유바리의 우리 집에서 가족의 보살핌을 받으며 평온하게 지내셨어요. 돌아가시기 전날까지 좋아하는 음식을 드시고, 90세를 일기로 편안하게 세상을 떠나셨습니다." 이런 이야기가 대중매체에 자주 소개되고 있다. 암을 방치하면 평온하게 오래 살 수 있음을 보여주는 '증인'이 계속 늘고 있어서 기쁘기 그지없다.

이스라엘, 콜롬비아, 미국 로스앤젤레스 등 해외에서는 '의사의 파업으로 구급 의료만 가동했더니 사망률이 낮아졌다'고 보도된 바 있다. 그러나 아직도 세계의 많은 사람들이 비싼 돈을 들여 쓸모없는 검사를 하고, 무의미한 수술이나 약으로 괴로워하며, 건강하게 지낼 수 있는 수명을 줄이고 있다.

02

약을 먹으려면 목숨부터 걸어라

약 전문가는 약을 먹지 않는다

일찍이 한 일본 제약회사 회장이 퇴임 전에 "환자 여러분, 약을 버리세요" "약은 독입니다. 복용해도 병은 낫지 않습니다" "병은 약 때문에 생깁니다. 특효약이 개발되고 나서 우울증 환자가 두 배나 늘었습니다"라고 대중매체에 고백한 적이 있다. 물론 재임 중에 이런 말은 일언반구도 없었다. 약 전문가들은 자신은 먹지 않는 독을 아무렇지도 않은 얼굴로 환자에게 먹이고 자신은 그 이익을 챙겨 먹는다.

게다가 약의 독성은 강력하다. 내가 재직한 게이오 대학병원에는 독약 또는 극약으로 지정된 약이 4,000종류나 있었다. 독약이란 체중 1킬로그램당 20밀리그램 이하 분량을 포유류에게 주사했을 때 사망률이 50퍼센트가 넘는 약이다. 극약은 200밀리그램 이하에서 50퍼센트 이상이 죽는 약이다. 항암제 대부분은 독약으로 지정되어 있다. 온몸에 독성이 강한 농약을 휘감는 것과 마찬가지라, 건강한 사람이라도 계속 투여하면 정상 세포가 사멸해 죽음에 이른다.

나는 이와 관련해 '건강했던 사람이 항암제 치료를 시작하자마자 급사했다'든가 '병석에 눕게 되었다'는 이야기를 자주 듣는다. 연예 리포터 나시모토 마사루 씨는 폐암으로 입원했을 당시 병실에서 하루에 몇 건이나 인터뷰를 할 정도로 건강했다. 하지만 치료를 시작하자 점점 수척해지더니, 약 2개월 후 세 번째 항암제 치료를 시작하자마자 사망했다.

이 무시무시한 독성에 목숨을 위협하는 과민 증상인 아나필락시스(Anaphylaxis)도 자주 일어난다. 항암제를 투여하고 몇 분에서 30분 내에 급격한 혈압 저하, 호흡곤란 등이 일어나 최악의 경우에는 죽음에 이른다. 또 항암제가 유발하는 아나필락시스는 완치가 어렵고 치사율도 높을뿐더러, 간질성 폐렴에 걸릴 확률도 높다. 항암제는 흉포하다.

독으로 독을 제압한다는 변명도 어불성설이다. 항암제로 암의 크기를 일시적으로 줄인다 해도 암은 다시 커지고, 오히려 항암제가 정상 세포도 공격하기 때문에 항암제 치료는 궁극적인 생명 연장으로 이어지지 않는다. 암의 90퍼센트에 달하는 '고형암(종양 덩어리를 만드는 암)'에는 아무리 항암제를 투여해도 의미가 없다. 끔찍한 부작용으로 수명을 단축시킬 뿐이다.

약은 자연 치유력을 약화시킨다

90퍼센트의 다른 약도 외관상 드러나는 수치를 잠시 낮추거나 증상을 완화하는 임시방편일 뿐이다. 부작용은 분명히 존재하고 이는 몸에 내재된 '자연 치유력'을 약화시킨다.

예를 들면 열이나 설사를 약으로 잠깐 가라앉히더라도 결국 증상이 다시 악화되어 더 오래 지속된다. 진통제나 찜질이 습관이 되면 통증이 계속 강해지고 집요해진다. 고혈압, 과콜레스테롤 혈증을 약으로 낮추면 뇌경색이나 우울증, 치매가 온다. 혈당치를 무리하게 낮추면 의식을 잃고 쓰러지거나 급사할 위험이 높아진다.

뇌에 작용하는 신경안정제, 항우울제, 수면제 등의 향정신성 의약품은 마음을 좀먹고 의존적 성향을 불러일으키기 쉬워 자살, 살인, 폭주 사고 등 무수한 비극의 씨앗이 된다. '치매를 예방한다, 진행을 늦춘다'고 선전하는 약의 효과는 검증되지 않은 반면 망상, 환각, 착란, 폭력 등의 혼란에 심부전, 구토, 실신 등 그 부작용은 헤아릴 수가 없다. 그러니 아무리 생각해도 약을 먹지 않는 것이 뇌를 보호하는 길이다.

또 비타민제로는 병을 막을 수 없고, 베타카로틴의 과잉 섭취는 발암 위험을 높인다. 시판하는 감기약이나 비염약을 복용하고 피부가 짓무르는 스티븐스존슨증후군(Stevens-Johnson Syndrome)을 일으켜 실명하거나 사망하는 경우도 있다. '약을 먹는 것은 목숨을 거는 것'이라는 말을 언제나 마음에 새길 필요가 있다.

03

의사들이 숨기는
참혹한 부작용의 진실

효과가 있다는 말의 함정

"그 약에 이렇게 심한 부작용이 있다는 걸 아무도 가르쳐주지 않았습니다." 환자들이 자주 하는 하소연이다. 유방암으로 항암제 치료를 받은 지 3~4년이 지나 아이를 갖고 싶은데도 생리가 시작되지 않고, 머리카락이 나지 않으며, 관절 마디마디가 아프고, 신장이 약해져 몸이 붓는 등의 증상을 모두 껴안고 살아가는 환자도 있다. 아무도 가르쳐주지 않은 부작용 탓에 여성으로서의 꿈과 희망까지 짓밟힌 것이다.

'효과가 있다'는 의사의 말은 '덩어리가 일시적으로 작아진다'는 뜻일 뿐, 완치된다는 의미는 아니다. 앞서 말한 대로 위암이나 유방암처럼 덩어리를 만드는 '고형암'은 항암제로 치료할 수 없다. 생명 연장의 효과도 받지 못한 사람이 더 많고, 있다고 해도 수개월에 불과하다. 반면 항암제의 부작용은 평균 100가지 이상에 달한다.

수천 명의 암 환자를 지켜본 어느 호스피스 병원의 의사는 이렇게 말했다. "가장 비참한 경우는 항암제를 잔뜩 맞고 만신창이가 되어 호스피스에 왔는데 순식간에 사망하는 환자입니다. 인생의 마지막을 몇 개월씩이나 시달리다 죽기 직전까지 손발은 저리고 마비되어 맛을 느끼지도 못하고, 너무 참혹합니다."

치매 치료제에 얼마나 많은 부작용이 있는지 알면 놀랄 것이다. 예를 들어 치매 약 아리셉트(Aricept)의 부작용은 실신, 심부전, 발진, 구토, 무표정, 초조함, 발작, 혀의 마비 등 50가지 이상에 그 정도 또한 격렬하다. 게다가 보고되는 부작용이 계속해서 추가되고 있다. 아무리 건강하던 사람도 이 약을 복용하면 이상해질 수밖에 없을 것이다.

한방은 몸에 괜찮다는 것은 엄청난 착각

서양의학이 소용없다면 자연에서 유래한 한의학에 의지할 수는 있을까? 아니다. 한의학은 안심할 수 있다는 생각은 착각에 불과하다. 예를 들어 한방 위장약 부작용으로 권태감, 손발 저림, 경직 등을 일으키는 '위알도스테론증'이 있다. 이는 한약 한 첩의 약 16퍼센트를 차지하는 감초를 너무 많이 섭취하면 일어나는 증상이다. 감초의 주성분 글리시리진(glycyrrhizin)은 염증을 억제하고 설탕보다 50배 이상 단맛이 강해 한약 외에도 다양한 의약품의 약

재나 목캔디, 껌 등의 감미료로도 사용한다. 따라서 평소에도 이미 많이 섭취하고 있을 가능성이 있고, 여기에 한약까지 더하면 과다 복용의 우려가 있다. 한약 중에는 부작용으로 간 장애를 일으키는 것도 있어, 간염을 앓았던 사람이 모르고 이를 복용하면 급성 간부전을 일으켜 최악의 경우 죽음에까지 이를 수 있다.

약의 부작용에는 알레르기 반응도 많다. 여태껏 아무렇지 않았다 해도 너무 많이 섭취하거나 몸 상태가 나쁘면 신체 면역계가 과민 반응해 강한 부작용을 일으킬 수도 있다. 시판하는 감기약이나 진통제를 먹고 피부가 짓무르는 스티븐스존슨증후군이 발생해 3~5퍼센트가 죽음에 이르기도 하고, 종합비타민제로 급성 간부전에 걸리는 경우도 있다. 비타민제, 한약, 항암제를 불문하고 약을 먹기 전에는 반드시 부작용을 살펴보자.

04

약의 부작용은 상상을 초월한다

이런 부작용이 일어나면 즉시 병원을 찾아라

병원에서 약을 처방받으면 먹기 전에 약학정보원 홈페이지나 온라인 의약도서관에서 검색을 해보자. 이것만으로도 약이 무서워져 아예 인연을 끊게 될지도 모른다〔대한약사회에서 운영하는 약학정보원 홈페이지(https://www.health.kr/drug_info/basedrug/search.asp)에서는 의약품과 성분, 제조사로도 검색할 수 있고, 한약과 의약외품 등의 다양한 약을 찾아볼 수도 있다. 식품의약품안전처에서 운영하는 의약도서관(http://drug.mfds.go.kr/html/search.jsp?collection=kifda)은 의약 제품과 화장품에 대한 정보, 안전한 사용, 임상시험 등에 대한 정보를 제공한다 - 옮긴이〕. 이 외에도 찾아보면 의약품 정보를 알아볼 수 있는 사이트는 얼마든지 있다.

예를 들어 약학정보원 홈페이지에서 항암제로 쓰이는 '아바스틴주(Avastin Injection)'를 검색하면 위장관계 천공 및 누공, 비위장관계 누공, 상처 치유 관련 합병증, 고혈압, 발작·두통·의식 변화·시각 장애 등을 일으키는 가역적 후두부 뇌병증 증후군, 단백뇨, 동맥 혈전색전증 등 16가지 이상의 부작용이 실려 있다. 게다가 이 부작용들은 두통, 식욕부진, 호흡곤란, 출혈, 비염, 변비, 피부

건조 및 변색, 구내염 등 다양한 세부 증상을 동반할 수 있다. 게다가 인과관계가 입증되지는 않았지만 통계적으로 유의미한 유해 사례로 탈모, 손발톱 질환, 골격통, 신경통, 치통, 잇몸염, 소장염, 과콜레스테롤 혈증, 당뇨병, 기침, 가래, 폐렴, 범혈구감소증, 등 통증, 복수 등이 있다.

- 아나필락시스 쇼크: 오한, 식은땀, 손발 저림, 현기증, 호흡 곤란, 가슴 답답함, 발진, 두드러기, 가려움, 부종, 혈압 저하, 입술이나 목이 부어오른다.
- 소화관 천공: 극심한 복통, 구역질, 구토, 변비, 변에 피가 섞인다(검붉은 변이 나온다).
- 위장관계 누공: 발열, 복통, 설사, 잔뇨감, 항문 주변이나 피부에 구멍이 뚫려 장액이나 변이 샌다, 배가 땡땡하다, 변에 피가 섞인다(검붉은 변이 나온다), 소변 횟수가 는다, 소변에 거품이 섞인다, 소변이 탁하다, 질에서 변이 샌다.
- 기관식도 누공: 발열, 피를 토한다, 숨이 막힌다, 숨이 차다, 명치 주위가 거북하다, 구역질, 먹거나 마실 때 목이 멘다.
- 기관지늑막루: 발열, 기침이 난다, 피를 토한다, 숨이 막힌다, 숨이 차다.
- 비뇨생식기 누공: 잔뇨감, 질에서 소변이 샌다, 질에서 피가

난다, 소변 횟수가 는다.

- 담도누공: 피부나 눈의 황달, 구토, 발열, 소변이 갈색이다, 몸이 나른하다.
- 상처 치유 저해: 상처가 잘 낫지 않는다, 상처가 열린다, 상처에서 피가 난다.
- 위장관계 출혈(토혈, 하혈)·폐출혈(혈담·객혈)·뇌출혈·코피·잇몸 출혈·질 출혈: 극심한 복통, 두통, 구역질, 구토, 한쪽 손발의 마비, 피를 토한다, 변에 피가 섞인다(검붉은 변이 나온다), 가래에 피가 섞인다, 심하게 저리다, 의식이 몽롱하다, 코피가 난다, 잇몸에서 피가 난다, 질에서 피가 난다.
- 허혈성 뇌졸중·뇌경색: 머리가 무겁다, 두통, 구역질, 구토, 시력 저하, 현기증, 얼굴이나 손발의 마비, 저리다, 말하기 힘들다, 의식이 몽롱하다.
- 심근경색·협심증: 가슴이 아프다, 가슴이 답답하다.
- 정맥의 색전증 및 혈전증: 한쪽 종아리가 빨갛게 붓거나 종아리를 누르면 아프다, 갑자기 숨이 막히거나 가슴이 답답하다.
- 고혈압성뇌증·고혈압성 급성발작: 두통, 구역질, 경련, 의식이 몽롱하다.
- 가역성 후 백질뇌증 증후군: 두통, 가물거린다, 휘청거린다,

기억나지 않는다, 건망증, 경련, 말하기 힘들다, 잘 보이지 않는다, 눈이 침침하다, 명암 구별이 안 된다, 의식이 없어진다.

- 신장 증후군: 소변 양이 준다, 몸이 나른하다, 자주 피곤하다, 소변을 보기 힘들다.
- 골수억제(범혈구 감소증, 호중구 감소, 백혈구 감소, 빈혈, 혈소판 감소) · 감염증: 현기증, 이명, 두통, 발열, 목의 통증, 기침, 가래, 잇몸 출혈, 코피, 피하 출혈, 오한, 떨림을 동반한 갑작스러운 고열, 호흡곤란, 관절 통증, 숨이 차다, 가슴이 두근거린다, 몸이 나른하다, 출혈이 잘 멈추지 않는다, 쉽게 출혈한다, 시퍼런 멍이 생긴다, 맥박이 빨라진다, 혈압이 떨어진다.
- 울혈성 심부전: 숨이 차다, 가슴이 아프다, 가슴이 답답하다.
- 간질성 폐렴: 발열, 헛기침, 숨이 막히다, 숨이 차다.

또 항우울제 팍실(Paxil)로 검색을 하면 '팍실CR정 12.5밀리그램'의 주요 부작용으로 '구역질, 졸음, 구취, 현기증, 변비, 두통, 식욕부진' 등이 나온다. 다음과 같은 경우에는 바로 사용을 중지하고 의사의 진찰을 받아야 한다.

- 세로토닌증후군: 불안, 흥분, 손 떨림.
- 악성증후군: 급격한 발열, 근육 경직, 의식장애.

- 항이뇨호르몬 부적절분비증후군: 경련, 의식 저하, 두통.
- 착란 · 환각 · 망상 · 경련: 갈팡질팡한다, 현실에 존재하지 않는 것이 보이거나 없는 소리가 들린다, 근육이 발작적으로 수축한다.
- 간 기능 장애: 눈의 황달, 식욕부진, 몸이 나른하다.

시판하는 약을 포함해 어떤 약이라도 복용 후 이런 증상이 나타난다면 위험하다.

- 고열이 일고 습진이 난다.
- 눈 충혈, 눈곱(눈 분비물), 눈꺼풀이 무겁다. 눈 뜨기 힘들다.
- 입술이 짓무른다.
- 음부가 짓무른다. 배뇨배변 시 통증.
- 목의 통증.
- 피부가 광범위하게 붉어진다.

이런 증상들은 급격하게 악화되어 생명을 위협할 수 있으므로 바로 병원에 가자.

05

혈당 수치를 약으로 내리면 급사, 사고, 방광암이 늘어난다

혈당 조절 장려는 약을 팔기 위한 계략

"심하게 목이 마른가? 당뇨병 예비군일지도 모른다. 혈당 조절을 하지 않으면 합병증의 위험이 높아지고 언젠가 실명하게 되거나 발을 절단하는 비극이 생길 수도……."

당뇨병의 공포를 부채질하는 광고가 자주 눈에 띈다. 당뇨병은 몸을 움직이는 에너지인 포도당이 혈액 속에 넘쳐서 가장 중요한 세포에 돌지 않게 되는 병이다. 뇌경색이나 감염증을 일으킬 위험이 있고, 병의 증상이 나타난 뒤 십 수 년 안에 망막증, 신경 장애, 신장 질환도 발병하기 쉽다. 그렇다고 해서 섣불리 약을 먹는 것은 더 위험하다. 일본당뇨병학회는 오랜 기간 엄격한 혈당 조절을 장려해왔지만, 그 덕에 얼마나 많은 사람이 목숨을 잃었는지 모른다.

헤모글로빈 A1C(HbA1c)를 측정해 혈당의 장기간 평균치를 알아보는 혈액 검사가 있다. 국제 기준으로는 헤모글로빈 A1C가 혈액의 6.5퍼센트 이상을 차지하면 '당뇨병 위험이 있다'고 본다. 일본당뇨병학회에서는 7퍼센트 미만을 치료 목표로 삼는다. 약을 먹어도 변화가 없다면 혈당 수치를 낮추는 거의 유일한 호르몬인 인슐린을 투여한다. 하지만 권위 있는 의학 전문지 《랜싯(The Lancet)》에 실린 한 영국 보고서에는 사망률이 가장 낮은 범위는 7~9퍼센트라고 적혀 있다. 헤모글로빈 A1C가 10.5퍼센트 이상인 경우와 6.5퍼센트 미만으로 낮은 경우 모두 약을 먹어도 사망률이 높았다. 특히 인슐린을 사용해 6.5퍼센트 미만으로 낮추면 사망률은 80퍼센트나 증가한다. 미국에서는 현재 관련 실험을 할 때 헤모글로빈 A1C가 6퍼센트 미만으로 떨어지기 전에 투약을 중단한다. 생명과 직결되는 문제기 때문이다. 사망 위험을 고려하면 헤모글로빈 A1C 수치는 7.5퍼센트 정도가 안전하다.

생명을 앗아가는 저혈당 발작

혈당 수치를 낮추면 급사하기 쉬운 이유는 저혈당 발작 때문이다. 뇌가 활동하기 위해서는 산소와 포도당이 없어서는 안 된다. 혈당 수치가 낮아지면 뇌 세포가 활동하지 않으며 오한이나 땀, 두근거림 등의 증상이 우선 나타난다. 이때 포도당을 공급할 수 있다면 다행이지만, 이러한 발작이 수면 중에 일어나면 그대로 죽거나 뇌사 상태에 빠진다.

휘청거리다 고꾸라져 거동하지 못하게 될 수도 있고, 교통사고로도 이어질 수 있다. 신문에 저혈당 발작에 의한 자동차 사고가 보도된 적도 있다. 40대 남성 회사원이 신호등에서 앞 차를 추돌하고 70미터나 주행한 뒤 정지한 것이다. 그는 그 후에도 잠시 의식이 몽롱한 상태였다고 한다. 또 당뇨병 치료를 받는 65세 남성이 몰던 차가 남녀 두 명을 치어 중경상을 입힌 사건도 있었다. 당시 사고 지점에 이르기 2킬로미터 전부터 급정지를 하는 등, 운전이 정상적이지 않았다고 한다. 모두 저혈당 발작으로 인해 차가 '달리는 흉기'가 된 사건이다.

또 액토스(Actos)라는 제2형 당뇨병 치료제에 발암 위험이 있다는 내용이 의사용 첨부 문서에는 실려 있다(한국 약학정보원에서는 이 약의 발암성 연구 및 그 결과를 세 차례에 걸쳐 설명한다. 그러나 현재 진행 중인 연구를 바탕으로 한 세 번째 설명에 이르러서야 발암 위험을 인정하고 있으며, 앞서 두 번의 설명에서는 '인과관계를 확인할 수 없다'고 밝히고 있다-옮긴이). 당뇨병 환자를 대상으로 한 해외 연구에서는 12개월 이상 복용하면 특히 방광암 발생 위험이 늘어나는 경향이 있다고 인정했다. 환자가 알게 되면 약을 먹지 않을 것 같은 정보는 의사도 약사도 좀처럼 가르쳐주지 않는다. 인터넷 검색 등으로 스스로 조사해서 자신의 몸을 지킬 수밖에 없다.

06

의약품 실험결과는 대부분 조작된 것이다

그들은 왜 데이터를 조작하는가

4,827억 엔, 이는 일본제약공업협회 회원 70개사와 그 자회사 두 군데가 2012년 의학계에 건넨 연구 자금의 총액이다. 같은 해 의료 분야에 대한 국가 예산은 1,955억 엔이었다. 제약 업계가 국가보다도 월등히 많은 금액을 의학계에 투자하고 있는 것이다. 결국 의과대학 등에서 연구하는 약에 관한 데이터는 대부분 거짓으로 꾸며진다. 엄청난 연구비를 대주는 제약회사는 그들에게 신과 같기 때문이다.

2013년에는 혈압강하제 디오반(Diovan)의 임상시험 조작이 발각되었다. 제조원은 세계 의약품 매출 1~2위를 다투는 노바티스 파마로, 직원이 신분을 속이고 네 군데 대학의 연구에 참가해 디오반은 뇌졸중 억제 등에 효과가 좋다는 결론을 이끌어냈다. 회사는 이를 홍보에 적극 활용했고 디오반의 매출은 1,000억 엔 이상 올랐다. 그런데 관련 데이터를 누군가가 고쳤음이 훗날 밝혀진 것이다.

2014년에는 일본의 최대 제약회사인 다케다 약품공업의 과대광고가 발각됐다. 혈압강하제 브로프레스 광고에 최신 임상시험 결과와는 다른 그래프를 싣고 '장기간 복용하면 심장병 발병이 줄어든다'라고 그럴싸하게 설명했다. 브로프레스는 다케다의 주력 약품 중 하나로, 2012년 일본 내 매출만 1,340억 엔에 달했다. 교토 대학, 오사카 대학, 게이오 대학 등의 연구진이 환자 4,700명을 대상으로 4년에 걸쳐 임상시험을 진행했고, 다케다 약품공업은 이에 총 37억 5,000만 엔의 장학기부금을 제공했다. 그러나 다른 혈압강하제와 브로프레스의 효과는 다를 바 없었다. 그런데 광고에는 같은 연구진이 과거에 발표했던 그래프가 등장하면서, 통계를 내는 방법이 부적절했다는 사실이 드러났다. 연구진 대표는 "광고 기사의 내용은 실수다. 사전에 확인해야만 했다"며 구차한 변명을 했다.

2014년에는 정부와 제약회사가 33억 엔을 투자한 알츠하이머병 연구 사업에서 이중 조작 사건이 벌어졌다. 합동 연구진 대표인 도쿄대학 교수가 데이터를 수정하도록 지시했다는 것이다. 게다가 후생노동성은 어정쩡한 자세로 대처해 은폐 의혹을 받고 있다.

항암제를 둘러싼 계략

데이터 하나에 연간 판매액이 몇 백억 엔이나 좌지우지되는 것은 항암제도 마찬가지다. 나는 '항암제로 생존기간이 늘었다'고 주장하는 각종 데이터의 출처를 몇 천 건이나 조사했고, 거의 모든 데이터에서 속임수를 발견했다. 논문 저자 중에 제약회사 사원의 이름이 버젓이 실린 경우는 대개 의료계와 제약회사의 유착을 의미한다.

항암제 데이터의 속임수는 당연히 죽었을 환자를 살아 있다고 하는 데 있다. 항암제를 사용하는 환자와 사용하지 않는 환자 그룹을 나누어 경과를 살피는 비교 연구에서 전자는 바로 알 수 있는 부작용을 보인다. 그러다 이들 환자가 연구 도중에 더 이상 나오지 않아도 제약회사 연구진은 추적을 대충 하고 만다. 진행 암이나 말기 암 환자이기 때문에 이미 사망했을 가능성이 높지만 확인하지 않으면 여전히 '살아 있는' 사람으로 인정해 생존기간의 성적을 부풀릴 수 있기 때문이다.

'이 항암제는 생명을 연장하는 효과가 있다'는 거짓 데이터를 이렇게 완성하고 나면 제약회사는 '좋은 신약이 나왔다'고 선전하고, 의사는 이 환자 저 환자에게 그 약을 권한다. 데이터를 의심하기 시작하면 정작 치료에 사용할 수 있는 약이 없어지니 병원도, 의사 자신도 먹고살 수 없기 때문이다.

07

스테로이드는 마약이다

의존하기 쉽고 금단증상도 심각하다

꽃가루 알레르기 환자는 일본에만 2,000만 명이 있다. 또 아토피 환자는 1,000만 명, 천식 환자는 400만 명이다. 갈수록 환자가 느는 세 가지 현대병의 증상을 억제하는 데 인기 있는 약이 스테로이드(steroid)다. 사람이 스트레스를 받을 때 부신 피질에서 나오는 호르몬 코르티솔(cortisol)과 같은 물질을 합성한 것으로, 면역 반응을 강제적으로 억제하고, 염증과 알레르기를 억제하는 등 두 가지 작용을 한다. 그러나 증상을 억제하는 데 따르는 대가가 너무 크고, 결국엔 몸도 마음도 만신창이가 되는 경우가 많으니 섣불리 손대지 않는 편이 좋다. 특히 별생각 없이 아이들에게 줬다간 성장에 악영향을 끼치거나 금단증상으로 오랫동안 고생하게 된다.

스테로이드를 알면 '지킬 박사와 하이드 씨' 같은 약의 양면성을 잘 알 수 있다. 염증이나 알레르기를 억제하는 효과만 보면 틀림없는 기적의 약이다. 피가 날 정도로 긁게 되는 심한 아토피성 피부염의 가려움이 거짓말처럼 딱 멈춘다. 천식 발작을 방지한다. 꽃가루 알레르기의 고통을 가시게 한다. 빨갛게 부어올라 아픈 관절도 순식간에 부기가 빠지기 때문에, 류머티즘이나 교원병(膠原病) 등의 만성 염증으로 고생하는 사람들도 스테로이드로 한숨 돌릴 수가 있다. 그 밖에 습진·피부염, 벌레 물린 상처, 옻 독, 치질, 결막염 등 염증을 억제하는 데도 폭넓게 사용된다.

문제는 효과가 너무 뛰어나기 때문에 의존하기 쉽다는 것이다. 자신도 모르게 사용량을 늘려가며 장기간 사용하기 쉽다. 그러면 심한 부작용이 나타난다. 피부가 얇아져 바로 출혈하고 온몸에 습진이 생겨 빨갛게 짓무르고, 쉽게 감염되어 위중한 상태에 이를 수 있으며, 당뇨병이 발병하거나 악화되고, 위궤양이 생겨 피를 토하거나 위에 구멍이 뚫리고, 우울증이나 백내장에 걸리며, 뼈가 삭기도 한다. 깜짝 놀라 스테로이드를 중단하더라도 극심한 금단증상에 시달리게 된다.

본디 코르티솔은 살아가는 데 없어서는 안 되는 호르몬으로, 부신 피질에서 매일 일정량이 분비된다. 그러나 합성 코르티솔(스테로이드)이 계속 들어오면 몸은 이를 '남아돈다'고 인식해 스스로 분비하지 않게 된다. 그때 갑자기 스테로이드 복용을 중단하면 코르티솔이 부족해진다. 그러면 저혈당이 일어나 의식 상실로, 다시 뇌 장애로 이어지는 쇼크 증상이 일어날 수 있고, 최악의 경우 죽음에 이를 수도 있다.

아토피 비즈니스에 주의하라

2014년 5월, 가나가와(神奈川) 현에 있는 한 개인병원이 가장 강도 높은 스테로이드 '클로베타솔프로피오네이트(Clobetasol Propionate)'가 들어간 연고를 '스테로이드를 사용하지 않는 마법의 한방 크림'이라 부르면서 전국 아토피 환자에게 인터넷으로 판매했음이 발각되었다. 병원 측의 해명은 이랬다. "중국 의사에게서 입수해 처방했으며, 스테로이드가 들어 있는 줄은 몰랐다." 중국에서는 약의 성분을 공개할 의무가 없다는 점을 악용한, 전형적인 '아토피 비즈니스'였다. 이 같은 형태의 사건은 계속해서 되풀이되고 있다. 피부가 얇은 얼굴이나 절대로 사용하면 안 되는 유아에게도 안이하게 처방되어 피해가 확대되었다. 4년간 얼굴에 발라온 여성은 약을 중단한 순간 "얼굴이 염증으로 부어오르고, 강한 햇볕이나 머리카락 끝이 얼굴에 닿는 것만으로도 강렬한 통증과 갑작스러운 가려움으로 긁어대고 만다"며 "마법의 크림이라고 믿고 의지했더니 마약 같은 독약이었다"고 털어놓았다. 금단증상은 이뿐이 아니다. 피부에서 체액이나 혈액이 배어나거나, 피부가 벗겨져 떨어지고, 만성피로를 느끼는 등의 고통에 시달리다 못해 다시 스테로이드에 매달리는 사람도 많다. 좀처럼 헤어날 수 없는 것이 마약 중독과 너무나도 비슷하다. 코르티솔 분비를 잠시 중단한 부신이 정상으로 돌아오기까지 때로는 몇 년이나 걸린다.

흡입 스테로이드 치료로는 키가 크지 않는다

이 정도로 문제가 많은 스테로이드가 전 세계 아이들의 천식 치료에도 폭넓게 사용되고 있다. 그런데 서양에서는 벌써 여러 해째 "키 성장이 억제될뿐더러 그 영향은 스테로이드 사용을 중지하고도 이어진다"는 보고가 잇따르고 있다. 5~13세 환자 약 950명을 추적한 조사에서 흡입 스테로이드 치료를 4~6년간 받은 그룹은, 스테로이드를 사용하지 않았던 그룹에 비해 어른이 되었을 때의 신장이 평균 1.2센티미터 낮았다. 스테로이드를 대량으로 사용하면 뼈의 성장에 지장을 줄 수 있음은 이전부터 알려져 있었다. 다만 '흡입식이라면 스테로이드가 기도나 폐 등 한정된 부분에만 영향을 주기 때문에 부작용은 적고, 키 성장이 일시적으로 억눌려도 어른이 되면 그 차이는 없어진다'고 추측했다. 하지만 현실은 크게 달랐던 것이다.

또 모 방송 프로그램에서는 의사가 출연해 "항암제가 진보해 구역질 등의 부작용이 이전보다 훨씬 감소했다"며 항암제 사용을 권했다. 이는 항암제의 부작용을 완화하기 위해 스테로이드를 임시방편으로 사용하는 일이 많다는 뜻이다. 스테로이드를 병용하면 환자가 체감하는 부작용은 확실히 약해지기 때문에 항암제 치료를 거부하거나 도중에 그만두는 일이 적어진다. 그러면 치료 횟수가 늘고 기간도 길어진다. 그 결과 스테로이드의 유해성이 항암제의 독성과 함께 체내에 축척되고, 수명은 줄어든다. 부디 스테로이드의 속임수에 빠지지 않도록 하자.

08

약의 무효능,
데이터로 입증되었다

생명 연장 효과도 없이 몸만 망가지는 항암 치료

경솔하게 약을 복용하거나 주사를 맞으면 어떤 해를 입을까. 데이터를 보면 일목요연하다. 그 실태를 소개한다.

비타민제는 쓸모없다

미국은 비타민에 대한 신앙심이 깊은 나라다. 『비타민 바이블』이라는 책이 엄청난 베스트셀러가 된 적도 있고, 성인의 40퍼센트가 비타민제를 먹고 있다는 데이터도 있다. 그러나 최근 존스홉킨스 대학 등의 연구진은 "병을 예방하기 위해 종합비타민제 같은 것을 먹는 것은 돈 낭비다. 비타민과 미네랄 보조제를 남용해서는 안 된다"고 학회지에 발표했다. "조사해보니 보조제로 건강에 도움이 된다는 증거는 없다. 뇌졸중이나 심장 발작을 예방하는 효과도 없다"고 잘라 말한 것이다.

해당 연구진은 종합비타민제로 심장 발작이나 암을 예방할 수 있는지, 65세 이상 남성의 치매 예방에 효과가 있는지도 연구했다. 총 40만 명을 대상으로 한 27건의 조사를 집계한 결과는 이렇다.

- 종합비타민을 아무리 섭취해도 심혈관 질환이나 암을 예방할 수는 없다.
- 베타카로틴은 폐암 위험과 사망률을 높인다.

인플루엔자 백신은 무효하다

군마(群馬) 현 마에바시(前橋) 시 의사회는 연구 기관을 설립하고, 6년에 걸쳐 다섯 개 도시에서 총 7만 5,000명을 대상으로 인플루엔자 백신에 대한 대규모 역학조사를 실시했다. 그 결과 백신을 맞은 그룹과 맞지 않은 그룹의 인플루엔자 발병률에는 차이가 전혀 없었다. 백신에는 아무 효과도 없음이 증명된 것이다.

항암제를 늘려도 고통만 늘 뿐이다

두 가지 이상의 항암제를 조합 투여하는 '다제병용요법(多劑併用療法)'이 해마다 번성하고 있다. 제약회사와 병원에게는 반가운 일이겠지만 환자에게는 조금도 이롭지 않다. 많은 금액을 지불하고 더 많은 부작용에 시달리게 될 뿐이다. 예컨대 비소세포 폐암(non-small cell lung cancer) 관련 연구를 보자. 국립암센터 임상 시험에서는 2제(빈데신, 시스플라틴으로 된 약)와 3제(2제에 미토마이신 C를 더한 것)를 투여한 환자의 생존기간에 전혀 차이가 없었다. 오사카 부립 하비키노(羽曳野) 병원의 임상 시험에서도 같은 결과가 나왔다.

해외에서 '항암제 없는 치료'와 '다제병용요법'을 비교 연구한 결과를 봐도 생존율은 대부분 비슷하다. 드물게 항암제로 생명을 연장하더라도 수개월에 불과하다고 추측된다. 항암제의 3제 투여 치료는 반년 정도 지속하는 경우가 많기 때문에, 생명이 연장되더라도 결국 고통만 길어질 뿐이다.

09

의사는 환자가 죽을 때까지 약을 처방한다

환자가 약을 끊는 것은 의사의 패배다

"요 3년 동안 주치의는 모니터만 들여다볼 뿐, 단 한 번도 내 눈을 마주한 적이 없습니다."

"갑작스럽게 수술과 항암제를 강요했습니다. 질문을 하면 귀찮다는 듯 딴 곳을 바라보곤 했습니다."

"겨드랑이에 응어리가 있다고 해도 아픈 부위를 보려고도 하지 않아요."

환자들은 닛코(日光)에 있는 도쇼구(東照宮) 신사의 "보지 않고, 듣지 않고, 말하지 않는다(도쇼구 안의 '신큐사'라는 마구간에 조각된 원숭이 상으로, 어릴 때에는 악행을 보지도 듣지도 말하지도 말라는 의미 – 옮긴이)"는 금언을 실천하는 듯한 의사들에 대해 자주 토로한다.

일본의 의대생들은 학회가 정한 '표준 치료 가이드라인(지침)'에 따라 교육을 받고, 의사가 되고 나서도 그 기준에 따라 치료한다. 가이드라인에서 벗어나면 책임을 혼자 뒤집어쓰고 아웃사이더가 될 수밖에 없다. 따라서 고혈압 가이드라인이 '강압 목표는 최고 혈압 140mmHg'라면 환자가 30세든 70세든, 건강 상태가 어떻든 일률적으로 약으로 수치를 떨어뜨린다. 환자를 진찰하지 않고 오로지 가이드라인 하나만 아는 의료가 되기 십상이다. 이 가이드라인이 제시하는 치료나 약의 '개시 시기'는 매우 상세한 반면, '중단 시기'는 상당히 허술하다. 의료 산업은 '일단 병을 진단하고 나면 모든 방법을 동원해 철저하게 치료한다'는 철칙을 바탕으로 발전해왔기 때문에 '상태를 지켜본다'거나 '치료를 그만두는' 일은 곧 철수 또는 패배를 의미한다. 많은 이들이 검사를 받게 함으로써 건강한 사람마저 환자로 둔갑시키고, 치료가 지연되어 약을 과잉 투여하게 될수록 의료 산업은 번창한다. 환자가 수술 후유증이나 약의 부작용으로 고생할수록, 그래서 불행한 사람이 늘어날수록 번창하는 것이다.

죽음에 이르는 약은 주지 않아야 한다

그 결과 어떤 일이 생기는가. 고혈압, 당뇨병 등 만성질환은 약을 복용하기 시작하면 죽을 때까지 멈출 수가 없다. 항암제의 독성으로 환자가 만신창이가 되어도, 대부분의 의사는 끝까지 가이드라인을 고집한다.

연예 리포터 나시모토 마사루 씨는 항암제 치료를 시작하고 나서 2개월 만에 사망했다. 폐암으로 입원했을 당시에는 하루에 인터뷰를 몇 건이나 할 정도로 건강했다. 하지만 항암제 치료가 시작되자 단숨에 수척해지더니, 세 번째 항암제 치료를 시작하자 물도 마시지 못할 정도로 쇠약해졌다. 그러나 본인이 숨이 막 끊어질 듯이 '이제 그만두어야 하나' 하고 끙끙 앓았는데도 불구하고, 주치의의 대답은 '당새 동안은 계속하자'였다. 다음 날 아침, 나시모토 씨는 영원히 잠들었다.

"아빠가 계속 쇠약해지는데 약이 듣지 않는다고 항암제를 차례로 바꿔주었습니다. 부작용으로 대상포진이 생겼고, 아빠는 통증으로 신음하다가 돌아가셨습니다." "대장암 수술 후 변변한 설명도 없이 항암제를 세 종류나 맞았습니다. 참을 수 없이 나른해지고 혈변이 나오는 데다 손톱이 약해져 부러지는 등 부작용이 일어났어요. 의구심이 들어 중단하자 바로 건강을 되찾았네요. 그런 지 벌써 3년인데 전이나 재발은 없습니다." 나는 이런 이야기를 자주 듣는다. 의사는 피하는 것이 상책이다.

전작 『암보다 무서운 암 치료(がんより怖いがん治療)』는 내가 실제로 느낀 감정을 담은 책이다. 서양의학의 아버지, 고대 그리스 시대의 히포크라테스는 "환자들에게 해를 입히지 않는 것을 최우선시한다"고 설명하면서 "되도록 환자에게 이로운 양생법으로 치료하고, 유해한 방법을 결코 시행하지 않겠다" "아무리 부탁해도

죽음에 이르는 약은 주지 않겠다"고 선서했다. 그러나 그때로부터 2,000년 넘게 지난 지금도 의료계에는 유해한 치료와 죽음에 이르는 약이 만연하고 있다. '의사는 죽을 때까지 약을 먹인다'는 사실을 마음에 새겨두자.

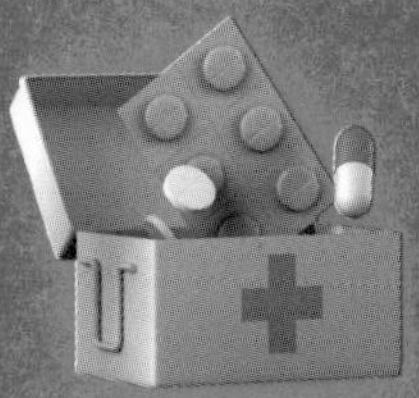

두통은 약으로 낫는 것이 아니다. 오히려 약 때문에 생기는 경우가 많다. '약물과용 두통'이라는 말이 있을 정도다. 감기로 열이 날 때도 해열제로 열을 낮추면 나중에 다시 열이 오르고, 질병의 경과를 알기 힘들어져 치료가 늦어진다. 하지만 스스로의 힘으로 열을 낮추면 몸이 깨끗이 회복되고, 질병에 대한 자신감도 생긴다. 열이 나고 병이 치료될 때마다 인체는 점점 강해진다.

PART 2

약은 이렇게 줄여라

10

70세 이상 고령자는 혈압 180 이상이 정상이다

'지성'과 '이성'으로 약을 끊는다

"약을 먹지 않으면 불안해서 견딜 수가 없다" "어떻게 하면 끊을 용기가 생기는가" 같은 질문을 받을 때마다 나는 "용기가 아니라 지성과 이성이 중요하다"고 답한다. 눈을 질끈 감고 모든 약을 끊는다고 해도, 대개는 남들의 말을 듣거나 텔레비전 광고나 건강 프로그램을 보면 바로 불안해져 결국 다시 약에 손을 대게 된다. 평생 약에서 자유로워지려면 스스로 지식을 쌓고 자신의 머리로 생각해야 한다.

많은 사람이 복용하고 있는 고혈압과 과콜레스테롤 혈증 약을 예로 들어보자. 2000년에 일본 고혈압학회는 '이 이상은 고혈압이므로 치료하는 것이 좋다'를 의미하는 기준치(강압 목표)를 위 혈압(수축 혈압)은 160mmHg에서 140mmHg으로, 아래 혈압(이완 혈압)은 95mmHg에서 90mmHg로 낮추었다. 한편 2014년 일본 인간독협회(단기 종합건강검사로, 자각 증상과 상관없이 정기적으로 정밀검사를 받아 평소 알기 어려운 질환이나 장기의 이상, 건강도 등을 확인한다 – 옮긴이)는 검진받은 사람 150만 명 중 가장 건강한 1퍼센트 정도의 데이터를 근거로 '위 혈압 147mmHg, 아래 혈압 94mHg까지는 건강 수치'라고 발표했다. 결국 140mmHg와 147mmHg 중 뭐가 진짜인지 크게 혼란스러워졌다.

결론은 둘 다 무의미하다는 것이다. 기준치보다 혈압이 높은 사람이 약으로 수치를 낮추면 수명이 늘어난다는 증거도 없거니와, 혈압을 약으로 낮출수록 뇌졸중 등의 위험이 높아지고 사망률이 오른다는 연구결과도 거듭해서 나오고 있다. 혈압을 불필요하게 낮추면 혈액의 흐름이 나빠지고, 혈액이 응고되어 혈관에 쉽게 쌓이기 때문이다. 또 혈압강하제를 먹지 않는 75~85세의 고령자 5,000명을 추적한 해외 연구에 따르면 위 혈압이 180mmHg 이상인 사람들이 가장 오래 살고, 140mmHg 이하인 사람들의 생존율은 크게 낮았다. 나이를 먹으면 혈관이 굳고 좁아지기 때문에 혈압이 높아야 몸에 혈액이 잘 돌게 된다.

처방약을 먹으면 살해당한다

게다가 어떤 종류의 혈압강하제는 이전부터 발암 위험이 있다는 의심을 받아왔다. 나는 위 혈압이 연령에 110을 더한 수치, 다시 말해 60세일 경우 위 혈압이 170mmHg 이상이어도 혈압강하제를 쓸 필요는 없다고 본다. 두통이나 현기증, 의식장애 등의 자각증상이 없는 한 혈압강하제는 생명을 단축시킬 뿐이다. 또 일본 인간독협회는 '65~80세 여성의 건강한 혈중 콜레스테롤 수치는 175~280mg/dL'라는 등 과거보다 확실히 완화된 기준치를 발표했다. 그러나 나는 이 수치도 무의미할 뿐만 아니라 콜레스테롤을 낮추는 치료란 얼토당토않다고 생각한다.

콜레스테롤은 세포막을 구성하는 성분이며 호르몬도 만든다. 또 온몸에 있는 콜레스테롤의 약 4분의 1은 뇌신경에 있을 만큼 뇌에도 필수적인 요소다. 콜레스테롤이 감소하면 뇌가 근육에게 내리는 명령도 막힌다. 머리 회전이 빠르고 건강하며 활동적인 사람에게 물어보자. 혈중 콜레스테롤 수치가 분명 높을 것이다. 꼭 필요한 물질을 일부러 약으로 줄이는 것은 돈만 낭비되는 셈이다.

게다가 약의 부작용도 문제다. 콜레스테롤 수치를 낮추는 메바로친(mevalotin)은 근육을 녹이고 간 기능 장애나 말초신경 장애 등을 일으킬 위험이 있다. 이는 모든 약이 마찬가지지만 신약은 특히 위험하다. 팔기 위해 효과를 강화했기 때문에 부작용 또한 더욱 심하다. 그러나 대부분의 의사는 부작용을 제대로 파악하지 않은 채 이곳저곳에 처방하고 있다.

약에 대해서 의료계나 의사가 '일부러 이야기하지 않거나 도저히 이야기할 수 없는' 것은 너무나도 많고, 이는 말한 대로 목숨을 빼앗는 일이다. 따라서 환자로 판정받더라도 의사의 진단을 곧이곧대로 받아들이지 말자. 약을 처방받아도 그대로 따르지 말고, 충분히 공부하고 생각하자. 약에게 살해당하지 않도록.

11

열이 나도 약을 먹지 않는 것이 약을 끊는 첫걸음이다

열이 나면 어떻게 해야 할까?

감기로 열이 나면, 특히 어린 아이의 경우 부모는 매우 걱정이 된다. 하지만 발열은 세균이나 바이러스를 공격해 빨리 회복하기 위해 면역 체계가 필사적으로 일하고 있다는 신호다. 또 열이 41도까지 올라도 뇌증(腦症, 머리가 어지럽고 가슴이 답답하며 열이 나는 병)이 일어나지는 않는다. 초초한 마음에 해열제로 열을 낮춰도 나중에 다시 열이 오르고, 질병의 경과를 알기 힘들어져서 도리어 치료가 늦어진다. 하지만 스스로의 힘으로 열을 내리면 깨끗이 회복되어 질병에 대한 자신감과 담력이 생긴다. 열이 나고 병이 치료될 때마다 인체는 점점 강해진다. 열이 나도 약을 먹지 않는 것이 약을 끊는 첫걸음이다. 이와 관련해 자주 받는 질문을 Q&A 형태로 정리해보았다.

Q1. 열이 나는데 목욕해도 괜찮을까?

몸이 축 처지지 않는다면 목욕은 괜찮다. 특히 땀으로 몸이 끈적끈적할 때 재빨리 목욕이나 샤워를 하고 나면 기분이 상쾌해져 푹 자는 데 도움이 된다고 생각한다. 물론 열이 나면 쉽게 피곤해지기 때문에 장시간 목욕은 금물. 겨울에는 목욕 후 몸이 식기 전에 재빨리 물기를 닦아 옷을 입고, 수분을 많이 섭취한 뒤 푹 쉰다.

Q2. 땀이 날수록 열이 내려가는가?

땀이 증발하면서 몸 표면의 열을 빼앗는다. 그렇다고 해서 일부러 두꺼운 이불을 덮어 찜질하듯 땀을 흘리면 열사병에 걸린 듯 나른해진다. 바이러스와 싸우기 위해 열이 나고 있는 것이므로 자연스럽게 놓아두자.

Q3. 아이가 고열로 힘들어 보일 때 해줄 수 있는 것이 있을까?

정말 힘들어 보인다면 몸을 차갑게 해준다. 이마를 차갑게 하면 서늘해져서 기분이 좋겠지만 체온을 내리는 효과는 없다. 그보다 목덜미나 겨드랑이 밑, 서혜부(아랫배와 접한 넓적다리의 주변) 등 굵은 혈관이 지나는 부위를 차갑게 식히면 편안해진다. 차가운 물을 넣은 페트병을 수건으로 감싸서 몸에 대주면 좋을 것이다.

Q4. 정말로 위험한 경우는 어떨 때인가?

생후 3개월 미만의 아기가 우유를 먹지 않거나 울음소리에 힘이 없는 등 평소와 다른 증세를 보인다면 주의해야 한다. 특히 체온이 38도 이상 오르면 폐렴이나 뇌수막염 등의 세균 감염증을 일으켰을 가능성이 있으므로 진찰을 받아야 한다. 생후 3개월이 지난 경우엔 계속 토하거나, 의식이 몽롱하거나, 물이나 주스를 마시고 싶어 하지 않거나, 축 처져 계속 누워 있으려 하지는 않는지 관찰해보자. 토하거나 의식이 분명하지 않을 때는 뇌수막염이 의심될 수 있고, 축 처져 물도 마시지 않을 때는 감염증이나 탈수증의 가능성이 있으므로 진찰을 받도록 하자.

12

네 단계로 나누어 줄여라

약은 석유로 만들어진다

우리 몸은 밖에서 들어온 이물질에 매우 민감하다. 약 대부분은 석유로 만든 화학물질로, 몸에는 위험한 이물질이자 자연스러운 몸속 균형을 어지럽히는 침략자다. 몸에는 면역체계가 갖추어져 있다. 이는 세균, 바이러스 등의 병원균과 이물질을 공격·배제하거나, 같은 질병에 반복해서 걸리지 않도록 작동한다. 하지만 몸을 지켜주는 면역이 음식, 꽃가루, 약 등에 예민하게 반응해서 도리어 우리 몸을 공격하는 경우가 있다. 이것이 알레르기다.

예를 들면 화분증, 즉 꽃가루알레르기는 꽃가루에 반응해 심한 재채기와 콧물이 나는 알레르기다. 앞서 언급한 아나필락시스도 심한 알레르기 증상이다. 이는 '감염에 대한 저항력'을 뜻하는 라틴어 필락시스(phylaxis)에서 유래한 말로, 과거 말미잘의 독소를 연구하던 실험에서 관찰된 증상이다. 개에게 소량의 독을 처음 주사했을 때는 별다른 반응이 없었지만, 나중에 또 한 번 주사를 맞혔더니 갑자기 호흡곤란과 하혈을 일으키며 죽은 것이다. 아나필락시스는 모든 포유동물에게 갑자기 생길 수 있다. 인체에서는 말벌 독이나 국수, 밀, 달걀 등으로 인해 발생하는 경우가 많고, 약으로 인한 사망자도 많다.

약은 가장 중요한 간이나 신장에도 부담을 준다. 대개 사람들은 약의 작용을 좋은 것과 나쁜 것으로 멋대로 구분한다. 예를 들어 열이 떨어졌다면 '효과가 있다'며 기뻐하고, 머리가 멍하면 '부작용이 생겼다'고 잔뜩 찌푸리는 것이 일반적이다. 하지만 '약이 몸에 일으키는 부자연스러운 작용'이라는 의미로 보면 효능도 부작용도 똑같은 '약리작용'이다.

간은 몸에 들어온 물질을 분해해서 유해한 것을 해독한다. 약이 매일같이 몸 안으로 들어오면 간은 과로해져서 페이스를 유지하지 못하게 된다. 신장도 마찬가지다. 신장은 혈액을 여과해 불필요한 물질이나 이물질을 소변과 함께 배출한다. 많은 양의 약은 정화 작용도 약화시킨다. 또 모든 약은 장 속 환경이나 호르몬 등 몸 속 균형을 어지럽힌다. 통증과 같이 견디기 힘든 증상을 일시적으로라도 줄이는 것뿐이라면 약은 편리하고 고맙다. 그러나 그 대가는 너무나도 크다.

다량 복용에서 탈출하는 방법

'기적의 사과'에 대한 이야기는 잘 알려져 있다. 예전만 해도 사과를 무농약·무비료로 재배하는 것은 불가능하다고 전 세계에 알려져 있었다. 그러나 아오모리(青森) 현의 기무라 아키노리 씨는 불가능하다는 이 재배법을 성공시키고자 결심했다. 콩을 이용해서 사과의 뿌리가 제대로 뻗도록 땅을 만들고, 1년에 열 번 뿌리던 농약을 다섯 번, 세 번으로 조금씩 줄여나간 것이다. 그리고 10년에 걸쳐 재배 방법을 개량한 끝에 결국 땅의 힘만으로 사과를 재배하는 데 성공했다.

여러 가지 약을 복용하는 환자에게 물으면 "처방받은 그대로 무심코 먹는다"고 말하는 경우가 많다. "효과가 있는지 어떤지는 알 수 없지만, 몇 십 년이나 계속 복용했기 때문에 끊으면 무슨 일이 생길지 몰라 무섭다"는 이야기도 한다. '무심코 계속' 복용하는 약은 몸을 상하게 할 뿐이다. 이번 기회에 연을 끊어버리자. 불안하다면 기무라 씨의 교훈대로 네 단계 정도로 나누어 줄이면 좋을 것이다. 많은 약을 복용했던 몸이 숨을 돌리고 건강을 되찾아가는 기적을 체감할 수 있을 것이다.

13

한 주에
하나씩 줄여라

갑자기 치매 증상이 일어난다면 약을 의심하라

일본인이 1년 동안 사용하는 약값은 어느 정도일까. 의사의 처방전으로 약국이 환자에게 청구하는 '약국 조제 의료비'는 65세 미만의 경우 약 3만 엔이다. 그러나 65세 이상은 그 네 배나 되는 약 12만 엔이다(후생노동성 2011년 발표). 결국 고령자들이 약을 밥 먹듯 복용하고 있다는 얘기다.

그러나 약이 미치는 영향은 나이가 들수록 강해지고, 개중에는 상상을 초월하는 것들도 많다. 노화와 함께 내장 기능이 약해질 뿐더러 체력은 물론 약을 분해하거나 배출하는 힘도 떨어지기 때문에 예측되지 않는 일이 일어나기 쉽다. 대표적인 것 중 하나가 약해에 의한 치매, 혹은 치매와 유사한 증상이다. 지금이 몇 시이며 자신이 어디에 있는지 갑자기 알 수 없게 되거나, 앞뒤가 맞지 않는 말을 하고 정처 없이 배회하거나, 쉽게 짜증을 내고 폭력을 휘두르는 등의 혼란 증세가 이에 해당한다.

65세가 넘은 사람이 갑자기 치매에 걸린 것처럼 보인다면, 그 원인은 약에 있을 수 있다. 지금 복용하고 있는 약을 모두 확인해

보자. 신경안정제, 수면제 등 뇌 기능에 영향을 미치는 약은 물론, 시판하는 비염약, 감기약, 빈뇨·실금 치료제, 멀미약 등 흔한 약이라도 '항콜린 작용'을 일으킨다면 주의가 필요하다. 이는 고령자의 중추신경에 영향을 미치기 쉽고 기억장애나 환각, 착란 등을 자주 일으킨다. '부모님이 수면제 한 알 때문에 치매에 걸렸다'고 말하는 경우도 드물지 않다. 또 자주 듣는 말이 '약 때문에 머리가 멍해지고, 가끔은 갑자기 의식을 잃고 쓰러지다가 결국 골절을 입고 그대로 앓아눕더니 치매를 일으켰다'는 경우도 있다.

일본노년의학회는 고령자에게 특히 주의가 필요한 약을 발표했다. 발표에 의하면 고령자에게 쉽게 생기는 부작용에는 신경안정제·수면제로 인한 건망증과 휘청거림, 혈압강하제로 인한 현기증, 진통제로 인한 위궤양, 변비약으로 인한 복통 등이 있다.

약을 먹기 시작한 계기를 돌아보자

사람들이 약을 끊고 싶다며 상담을 요청해오면 나는 '약을 먹기 시작한 계기'부터 돌아보라고 한다. 평소대로 밖에 나가고 밥도 맛있게 먹었는데, 컨디션이 조금 나빠져(거의 노화 현상이다) 병원에 가거나 건강진단을 받은 후 이상이 발견되어 약을 처방받고 나니 그때부터 상태가 나빠질 때(사실은 약의 부작용이다)마다 약이 눈덩이처럼 늘어나지는 않았는가? 그렇다면 우선 그런 약을 전부 끊자. 불안하다면 일주일에 한 종류씩 줄여보자. 또 위암, 폐암, 유방암 등 고형암의 항암제는 몸을 망치기 때문에 지금 바로 끊는 것이 좋다. 그러면 치매 증상이 없어지고, 몸이 가뿐해지고, 위장이 좋아지며, 오전 중에는 늘 졸렸으나 아침부터 움직일 수 있게 되고, 저리던 것이 사라지는 등 기쁜 일이 일어나게 된다.

한 양로원의 시설장을 지냈던 사람이 이런 말을 한 적이 있다. "들어올 때는 모두 약을 산처럼 싸 가지고 옵니다. 목숨과 관련된 것을 제외하고 전부 끊게 하면, 어르신들은 확실히 건강해집니다. 저기가 아프다, 여기가 아프다고 말했던 부분까지 좋아지지요." 약을 끊는 것이야말로 최고의 건강법이다.

14

아침 일찍 일어나면 두통약을 끊을 수 있다

왜 두통을 원인 불명이라고 하는가

반복적으로 욱신거리고 머리를 세게 죄는 것처럼 당기는 두통. '네 명 중 한 명이 두통을 앓고 있다'고 말할 정도로 일본에는 머리 아픈 환자가 넘쳐난다. 그리고 텔레비전에서는 툭하면 진통제 광고가 나온다. 하지만 두통은 약으로 낫는 것이 아니다. 오히려 두통은 약 때문에 생기는 경우가 많다. '약물과용 두통'이라는 말이 있을 정도다.

두통의 원인으로 생각해볼 수 있는 것은 어깨 결림, 운동 부족, 눈의 혹사, 수면 장애, 스트레스, 향신료나 알코올 등의 음식물, 냄새, 건축 자재 등의 화학물질, 추위나 더위, 기압의 변화, 여성의 경우에는 생리에 따른 호르몬 변화 등 너무 많아 그 수를 헤아릴 수 없을 정도다. 몇 개의 요소가 서로 얽혀 두통이 생기는 경우가 많고, 병원에서 MRI 검사 등을 받고 상세히 조사해도 '원인 불명' '이상 없음'이라는 결과가 나오는 경우가 잦다.

두통이나 통증은 말 그대로 십인십색이다. 망치로 쾅쾅 때리는 느낌이다, 바늘로 콕콕 쑤시는 것 같다, 덩치 큰 남자가 양손으로 단단히 죄는 것 같다, 통증과 함께 눈이 빙빙 돈다, 고동친다 등 사람에 따라 표현도 다르다.

오랜 기간 앓아온 만성 두통은 원인이 나타나는 방법에 따라서 긴장형 두통, 편두통, 군발 두통의 세 종류로 나뉘고 섞인 형태로 나타나는 사람도 있다. '긴장형 두통'은 어깨 결림 등 근육의 긴장으로 생기며, 머리 전체나 후두부가 조이는 것처럼 아프다. '편두통'은 머리 한쪽이 욱신욱신하고 고동치는 것처럼 아프다. 뜨거운 목욕탕에 들어갔을 때나 긴장이 풀렸을 때, 생리 전후 호르몬의 변화에 따라 생기기 쉬우며 혈관의 수축 및 이완과 관련 있을 가능성이 있다. 아프기 전에 눈 깊숙한 곳이 따끔따끔하거나 선하품 등의 신호가 나오는 사람도 많다. '군발 두통'은 계절이 변할 때, 연중 특정 시기에 집중적으로 생기는 경우가 많고, 머리 한쪽의 눈 안쪽 깊은 곳이 세게 아프다.

두통약에서 벗어나는 세 가지 방법

두통이 생길 때마다 혹은 눈 안쪽이 따끔따끔해서 통증이 올 것 같은 느낌이 들 때마다 조건반사처럼 트립탄(triptane), 에르고타민(ergotamine) 제제 등의 진통제에 의존하는 사람이 많다. 이를 반복하면 뇌는 통증에 매우 민감해져 보다 자주, 강하게 아픔을 느낀다. 그런데도 또 약을 먹으면 언제나 머리가 아픈 상태에 놓이게 된다. 통증도 너무 심해져 하루하루가 견디기 힘들어진다. 만일 다음과 같은 증상이 있다면 약물과용 두통을 의심해보자.

- 한 달에 15일 이상 두통에 시달린다.
- 두통약을 한 달에 열흘 이상 복용하고 있다.
- 아침에 눈을 뜨자마자 머리가 아프다.
- 이전에는 효과가 있었던 약이 더 이상 효과가 없다.
- 두통약을 먹기 시작하기 전보다 두통이 심해졌다.
- 통증의 수준이나 증상, 부위가 날마다 바뀌는 경우가 있다.

세계적으로 약물과용 두통은 증가 추세에 있다. 이를 고치려면 약을 끊는 수밖에 없다. 열흘 정도는 심한 두통(금단증상)이나 구역질 등이 생길지도 모른다. 그래서 병원에 가면 구역질을 멈추는 약을 처방해주지만, 증상을 잠시 완화해줄 뿐이다. 어떻게든 자력으로 극복해서 약에 의존하는 인생에서 벗어나보자. 몸과 마음의 흐름을 조절하고 몸의 결림과 혈행 개선을 원한다면 시험해보길 바란다.

1. 아침 일찍 일어난다

아침 일찍 일어나서 아침 해를 맞이하는 습관을 갖는다. 비가 오는 날에도 일어나면 바로 창문을 열거나, 베란다로 나가 하늘을 올려다본다. 그러면 몸의 내부 시계가 다시 맞추어져 아침 6시에 일어났다면 17시간 정도 지나 밤 11시쯤에는 저절로 잠들 수 있게 된다. 이에 따라 호르몬 분비도 안정되어 정신적으로 편안해진다.

2. 심호흡에 신경 쓴다

숨을 천천히, 충분히 내뱉으면 저절로 호흡이 깊어지고 마음이 안정된다.

3. 운동을 한다

빠른 걸음으로 걷기, 체조, 걸레질 등의 전신운동을 매일 한다. 무엇이든 괜찮으나 살짝 땀이 날 정도의 운동이 좋다. 그러다 보면 혈액이 온몸을 돌아 결림이 가신다. 컴퓨터나 텔레비전 앞에 가만히 있는 시간이 많은 사람은 자주 몸을 쭉쭉 늘리거나 목, 어깨, 고관절을 돌리고 종아리를 마사지하는 등 신경 써서 몸을 풀어준다.

일주일간 계속하면 지긋지긋한 두통도 분명 개선된다. 반드시 해보자. 드물게 뇌경색, 녹내장 등의 심각한 질병에서 오는 두통도 있다. 일찍이 경험한 적이 없는 극심한 통증이나 심한 구역질, 현기증, 의식장애 등을 동반한 두통이 온다면 병원에 가자. 참고로 나는 나 자신을 자연에 맡기고 싶어서 무슨 일이 생겨도 병원에는 가지 않는다. 가족에게도 "내가 집에서 쓰러져도 응급차는 부르지 말라"고 말해두었다.

15

아침 요구르트로 변비약을 끊는다

약으로 달래면 대장이 게으름을 피운다

여성지 등의 설문조사를 보면, 여성들은 연령을 불문하고 절반 이상이 변비로 고민한다. 매일 볼일을 보더라도 토끼처럼 똥글똥글한 변이거나 언제나 개운치 못하다면 그것도 영락없는 변비다. 대장은 기분이나 환경, 음식, 수면 시간 등에 매우 민감하기 때문에 평소에는 쾌변하던 사람이라도 신경 쓰이는 일이 생기거나 여행을 떠나면 자칫 변비가 생길 수 있다. 여성들에게 변비 고민이 많은 이유는 다음과 같이 생각해볼 수 있다.

- 가사, 육아, 직장부터 친척 등 업무 외의 인간관계, 육아, 가사, 갱년기 등 여성이기 때문에 받는 스트레스가 많다. 그러면 장이 긴장해서 변이 정체된다.
- 사무실이나 집에서 앉아만 있는 시간이 많고 운동 부족이 되기 쉽다.
- 생리 전에는 호르몬이 영양이나 수분을 끌어 모으는 탓에 변비가 생기기도 한다.

- 다이어트 때문에 지방을 적게 섭취하거나 먹는 양을 줄이면 변의 양과 매끄러움이 부족해서 나오기 힘들어진다.
- 두통이나 생리통 약, 수면제, 신경안정제 같은 약의 부작용으로 변비가 생긴다.
- 여성은 예민해서 호르몬에도 기분이 좌우된다. 그러면 대장이 경련을 일으켜 변비와 설사를 반복하는 과민성 대장 증후군이 생겨 동글동글한 변이 만들어지기 쉽다.

여성은 몸과 마음의 리듬에 따라 또는 좋은 일, 나쁜 일 등 다양한 일을 겪을 때마다 변비와 변통(便通)을 겪을 수 있다. 그럴 때마다 상쾌하게 변을 보고 싶어서 약에 손을 대는 사람이 많아서일까, 텔레비전 광고에서도, 약국에서도 늘 변비약을 권하고 있다. 그 종류도 다른 약에 비해 유달리 많다. 그러나 변비약에 의존하면 대장이 게으름을 피우게 된다. 시판하는 변비약 대부분에는 대장의 점막을 자극하는 설사약 성분과 변을 부드럽게 하거나 변의 양을 늘리는 성분이 함유되어 있다. 그래서 그때껏 부드럽게 움직이지 않던 장이 변비약이라는 모터를 달고 '연동운동'을 일으킨다. 변 자체도 부드럽고 양도 많아지기 때문에 처음에는 하루에 몇 번이나 놀랄 만큼 잘 나와 산뜻하고 상쾌해진다.

하지만 몸은 외부 자극에 쉽게 익숙해진다. 따라서 변비약을 습관적으로 먹게 되면 어느 순간 약효가 급격히 떨어진다. 그래서 이전보다 강한 자극 없이는 대장이 제대로 움직이지 않고, 배변도 잘되지 않게 된다. 한편, 연동운동을 항상 약으로 유발하면 대장의 연동 능력도 약해진다. 전동 자전거에 익숙해지면 자신의 발로 구르기 힘들어지는 것과 같다.

변비를 고치는 습관

변비는 약에 의존하지 말고 생활습관이나 식습관에 신경 써야 근절된다. 우선 15분 일찍 일어나서 곧바로 찬물을 한 잔 마시는 습관을 들인다. 겨울에는 따뜻한 물이라도 상관없다. 이것이 대장을 깨워 움직이게 하고 변도 풀어준다. 그리고 아침 식사 전후로 변기에 앉아 신문이든 뭐든 읽자. 긴장이 풀어지면 변이 나오기 쉬워진다. 아침 요구르트에는 변을 풀어주고 양을 늘리는 바나나·키위·아보카도·사과 등의 과일을 첨가하고, 식사 때는 고기·채소·탄수화물을 모두 균형 있게 섭취하자. 변을 밀어내는 복근을 단련시키는 스트레칭 또한 습관화하자. 양치질을 하면서 스쿼트(양발을 어깨너비로 벌리고 허리를 세워 앉았다 일어서는 운동－옮긴이) 등의 '생활 속 틈새 운동'을 빼먹지 않는 것도 좋다. 계단 오르내리기도 효과적이다. 집에서도 직장에서도 의식적으로 계단을 이용해보자. 머지않아 쾌변 체질로 변하게 될 것이다.

16

꿀과 조청으로 목의 통증을 치료한다

귀밑을 누르면 침이 고인다

요사이 구내염이 잘 생기거나 늘 목이 붓고 아프고 따끔따끔한 것처럼 섬세한 '입속'의 염증으로 고민하는 사람이 많다. 약이나 스트레스에 의한 구강건조증(침이 잘 나오지 않아서 입속이 바짝바짝 마르는 증상)을 앓는 사람이 늘고 있는 것도 하나의 원인일 것이다. 그럴 때는 약 대신 꿀, 조청을 사용하는 것이 낫다. 구내염이 생기면 우선 물을 묻힌 면봉으로 환부를 살짝 닦고, 꿀이나 조청을 얹듯이 바르자. 또 목에 염증이 났을 때는 스푼이나 젓가락으로 꿀, 조청을 묻혀 조금씩 천천히 맛보듯이 삼키자. 찐득거리고 코팅 효과가 있어 점막을 보호하고, 통증을 완화시킨다. 또 점도가 80퍼센트 전후로 높아서 항균 작용도 한다.

달콤한 꿀이나 조청을 바르면 침이 듬뿍 고이는 것도 좋다. 개나 고양이는 상처가 나면 아픈 부위를 자꾸 날름날름 핥는다. 이것은 동물이 상처나 질병을 자력으로 치료·예방하는 본능적인 지혜 중 하나다. 인간을 포함한 동물의 침에는 항균 작용이 있는 미생물이나 다양한 효소, 상처를 치료하는 항체가 함유되어 있다. 예를 들어 리소자임(lysozyme)이라는 효소는 세포 회복 및 지혈 효과가 있어 상처를 빨리 낫게 한다. 또 면역 글로불린(immunoglobulin)이라는 항체 단백질은 세균이 세포에 달라붙는 것을 방지해준다. 침이 나오게 하는 데는 '귀밑 마사지'가 효과적이다. 귀밑에는 가장 큰 침샘인 귀밑샘(이하선)이 있기 때문에 손가락을 가지런히 해서 가볍게 자극하면 자연히 침이 고인다.

아기에게는 꿀을 주지 마라

구내염은 잇몸, 혀, 혀 안쪽, 입술 안쪽, 볼 안쪽 등 입안의 모든 장소에 생기는 직경 수 밀리미터의 하얀 원형 종기다. 가장 빈번하게 나타나는 것은 5~6밀리미터 정도의 회백색 상처가 생기는 아프타성 구내염으로, 가운데가 조금 우묵하게 들어가 있거나 표면이 하얗고 주위가 붉은 것이 특징이다. 구내염은 입안 점막이 약해졌을 때나 입안을 깨문 상처에 세균이 침입했을 때, 영양부족이나 과로 등으로 몸의 저항력이 떨어질 때 생기기 쉽다.

대단히 헷갈리기 쉬운 것이 혀에 생기는 아프타성 구내염과 초기 설암이다. 설암도 마찬가지로 하얗지만 주위가 붉지 않고, 테두리가 들쭉날쭉하며 딱딱한 것이 특징이다. 설암의 첫 번째 치료로는 (서양에서는) 방사선이 일반적이다. 일본 국립삿포로병원 방사선과 의장이 발표한 설암 2기 방사선 치료 성적에 의하면, 혀의 기능을 그대로 유지하면서 5년간 생존할 확률은 90퍼센트 정도다. 한편 설암 2기의 외과 치료는 혀의 절반을 제거하고 예방적 경부림프샘을 전부 제거하는 대수술이 되기 쉽다. 발음이나 씹는 동작에 장애가 생기지만 5년 생존율은 방사선 치료와 다르지 않다. 서둘러 잘라버리지 않도록 주의하자.

또 1세 미만의 아이에게는 꿀을 먹이지 말자. 보툴리누스균의 포자가 섞여 들어갈 수 있기 때문이다. 이 포자는 땅속이나 공기 중에 널리 분포하고 있으며, 성인의 소화기관 내에서는 발아하지 않는다. 그러나 아직 성숙하지 않은 아이의 몸속에서는 발아해서 '유아 보툴리누스증'이라는 중독 증상을 일으키는 경우가 있다.

17

피부가 거칠어지면 세제, 입욕제, 크림을 끊어라

거친 피부는 계면활성제의 부작용이다

손끝 갈라짐, 건조하거나 거친 피부, 아토피, 주부습진, 노인에게 나타나는 피부 가려움증, 그리고 피부에 생기는 각질 등으로 고민하는 사람이 계속 늘고 있다.

그렇다면 계면활성제를 의심해보자. 식초와 샐러드유는 서로 섞이지 않지만, 여기에 달걀노른자를 더해서 저으면 걸쭉한 마요네즈가 된다. 달걀노른자에 함유된 인지질인 레시틴(lecithin)이 물과 기름을 융합하기 때문이다. 이 레시틴과 같은 역할을 하는 것이 계면활성제로, 유화(乳化)와 세척 작용을 한다. 바디워시, 샴푸, 린스, 입욕제, 로션, 크림, 그리고 기초화장품의 대부분에 계면활성제가 사용되고 있다. 그릇을 닦으면 곧바로 손이 거칠어지거나, 입욕제나 보습 크림으로 피부가 촉촉해진 것 같은데 얼마 안 가 다시 건조해지진다면 계면활성제가 원인일 수 있다.

가장 오래되고 일상적인 계면활성제 제품은 비누다. 유목민이 장작 위에서 양고기를 구울 때 알칼리성인 잿더미 위에 고깃기름이 떨어져 굳은 것이 비누의 기원이라고 한다. 그러나 비누는 미네랄과 성질이 서로 맞지 않아, 미네랄 성분이 많은 유럽의 경수에서는 거품이 잘 나지 않는다. 그래서 석유계의 합성 계면활성제가 사용되는 것이다. 이 물질은 경수에서도 거품이 잘 나고, 오염도 잘 지워지는 대신 피부 본래의 유분을 너무 많이 빼앗아 다양한 피부 질환을 유발한다.

입욕제나 크림, 린스 등도 사실은 피부를 거칠게 한다. 피부나 머리카락에는 수분이 빠져서 건조해지지 않도록 표면에 유분(피지) 막이 퍼져 있다. 그 막이 계면활성제에 의해 일부 파괴되기 때문에 피부가 건조해지는 것이다. 최근에는 '피부가 곧바로 탱탱해지고, 윤기가 나고, 촉촉하고 매끈매끈해진다'는 보습제가 많이 개발되고 있다. 하지만 '씻는 기분'이나 '씻고 난 느낌'이 더 잘 들게 할 뿐, 피부나 머리카락의 손상을 보충하지는 못한다.

거친 피부에는 올리브오일을 발라라

피부나 머리카락이 거칠어졌다면 과연 어떻게 하는 것이 좋을까. 약과 마찬가지로 가능한 한 계면활성제를 끊는 수밖에 답이 없다. 주말 등의 휴일에는 비누나 세제를 사용하지 않고 피부나 머리카락 등에 되도록 아무것도 바르지 않는다. 물로 얼굴을 닦아도 유분을 빼앗기기 때문에 될 수 있으면 세안도 피한다. 그릇을 닦을 때도 세제가 필요하지 않은 천을 사용하거나 고무장갑이나 얇은 비닐장갑을 끼고 가급적이면 물에 닿지 않도록 한다. 그래도 피부가 거칠어졌을 때는 그 부분에 올리브오일, 마유 등 100퍼센트 천연 유분을 아주 조금 발라주자. 2~3일 연휴는 피부를 회복시킬 좋은 기회다. 계면활성제가 피부에 닿지 않도록 노력해보자.

한편 세탁을 할 때는 고무장갑을 끼고, 세제를 사용하지 말자. 물은 미지근한 것이 좋다. 그러면 때도 빠질 뿐 아니라 손도 거칠어지지 않고 옷에 계면활성제가 남지 않는다. 이렇게 사흘만 하면 피부 본래의 부드러움이 되살아날 것이다. 아토피를 앓는 경우에도 피부에 맞는 천연 오일을 찾아 사용하면 좋다. 평소 생활할 때는 합성세제보다 천연 비누를 사용하면 피부가 덜 거칠어지고, 그조차 사용하지 않으면 더욱더 거칠어지지 않는다. 화장을 지울 때도 천연 오일로 우선 닦아내는 등 모든 일상에서 '계면활성제 끊기'를 실천해보자.

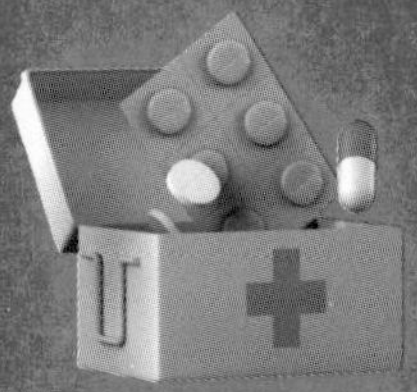

의료계에 '효과가 기대된다'는 공허한 말이 넘쳐나고 있다. 하지만 이는 어떤 결과가 나와도 손쉽게 발뺌할 수 있는 교묘한 표현이다. 새로운 약이나 치료법이 정말로 효과적인지는 최소한 수천에서 수만 명에게 시험해봐야 알 수 있다. '효과가 기대된다'는 말은 '효과가 어떤지 알 수 없어서 무슨 일이 생길지 모른다'는 뜻이다. 결국 아직 '인체 실험 수준'에 불과하다는 이야기밖에 되지 않는 것이다.

PART 3

의사의
위험한 꼬임에
속지 마라

18

조기 발견과 조기 치료가 병을 키운다

암에도 유사품이 있다

"시(市)에서 발송한 무료 쿠폰으로 40세에 건강진단을 받았더니 폐에 그림자가 있다며 검사에 검사가 이어지고 있다. 불안해서 밤에 잠도 못 잔다."

"인간은 정말로 약하다. 암이 의심된다는 이야기를 듣는 순간부터 계속 패닉 상태다. 무료에 낚이지 않으면 다행이다."

얼마나 많은 환자들이 이런 한탄을 하고 있는가. 공짜만큼 무서운 것은 없는 건가 싶어 한숨이 나온다. 건강진단 결과 혈압이나 혈당치가 '이상'이라며 쓸모없는 약을 먹는 처지가 된 경우도 많다. 암이라고 진단받았다면 더 큰일이다. 아차 하는 순간 수술 날짜가 결정되고 수술 후에도 '재발 예방'으로 알려진 항암제 치료나 호르몬 요법을 몇 년이나 더 받기도 한다. 그래도 살아 있다면 다행이다. 정말 건강했던 사람이 '항암제로 종양 크기를 줄이고 수술을 하자'는 말에 치료를 시작하자마자 급사하는 경우도 곧잘 있다. 그러나 '증상은 없지만 건강진단이나 암 검진에서 발견된 암'은 대부분 생사 여부와 관계없는 '유사 암'이다.

PSA(전립선 특이항원) 검사로 발견한 전립선암, 유방 촬영술만으로 발견한 유방암, 0기 자궁경부암, 갑상선암, 초기 위암, 위·대장 용종, 흉부 CT로 발견한 불투명한 유리 형태의 폐암 등은 조기 발견과 조기 치료로도 사망률을 줄일 수 없다. 위암, 폐암 등의 검진은 시행하지 않는 게 낫다. 또한 미국에서는 이전의 검진 결과와 연령에 따라 위암, 폐암, 자궁경부암 등의 검진을 중단하기도 한다.

예를 들어 노년기 남성의 절반 정도는 사후에 해부하면 전립선에서 암이 발견된다. 하지만 이는 인체에 완전히 무해하다. 미국 국립암센터는 "검진이 정밀해질수록 암이라고 부르는 질병의 범위가 넓어진다. 특히 유방암, 전립선암, 폐암, 갑상선암은 과잉 진단되기 쉽다" "죽음에 이르지 않는 종양을 더 이상 암이라고 부르지 말자. 환자를 겁주는 일일 뿐이다"라고 부르짖지만 의료계는 '암이라고 이름 붙일 수 있는 질병'의 종류가 적어지면 수입도 줄기 때문에 짐짓 모른 체한다.

'진짜 암'의 조기 발견과 조기 치료 또한 무의미하다. 발견하기 훨씬 전부터 온몸에 전이될 가능성이 잠재되어 있어, 장기를 잘라내도 항암제를 써도 결국 재발하기 때문이다. 수년 전 중국에서 '무료 검진 사기' 뉴스가 보도된 적이 있었다. 후베이성(湖北省)의 농촌 여성 120여 명이 '정부가 보증한 병원, 여성 암 검진 무료'라는 선전을 보고 진찰을 받은 후 '자궁경부가 헐었다' '암으로 발전할 위험이 있다' 같은 진단에 속아 간단한 수술을 받고 터무니없는 돈을 지불한 것이다. 확인 결과 그들은 암과 관련이 없었고 수술도 불필요한 것뿐이었다. 사기를 친 병원은 과잉 치료를 인정하고 3개월 영업정지 처분을 받았지만, 그 뒤로도 같은 수법의 무료 검진 사기는 끊이지 않는다고 한다. 일본에서는 PSA 검사로 발견한 전립선암, 비침윤성 유방암, 0기의 자궁경부암 등이 '표준 치료'라는 보증 아래 당당하게 수술되고 있다. 엄청난 이야기다.

일본에서 건강진단이나 암 검진에 관련된 사람은 의사, 간호사부터 방사선 기사, 영양사까지 포함하면 수백만 명에 달할 것이다. 진단용 장비부터 약에 이르기까지 물품의 수요도 막대하다. 그러니 "건강진단도 암 검진도 그만두라"고 하면 나라의 의료 산업이 휘청거리고 실업자가 넘쳐나게 된다. 하지만 건강진단과 암 검진은 사람들을 괴롭힐 뿐인 쓸모없는 치료 건수만 늘리며 국민의 생명을 단축시키고 있다.

19

남녀 수명 차이의 원인은 건강진단이다

왜 남자는 여자보다 빨리 죽는가

어째서 일본 남성과 여성의 기대수명은 7년이나 차이가 날까. 전문가도 고개를 갸웃거릴 만큼 난해한 문제다. 2014년 일본 여성의 기대수명은 87세, 남성은 80세다. 세계 순위를 보면 일본 여성은 2위인 스페인을 2년 이상의 차이로 제치고 여유롭게 세계 1위를 차지한 데 반해, 남성은 8위에 머물러 있다(2014년 세계보건기구). 일본 남성은 음주량이나 흡연량도 많지 않고, 비만인 사람도 적은데 말이다. 원인은 건강진단이다. 일본 남성 대부분은 건강진단으로 수명을 단축시키고 있다.

현재 일본 기업의 정사원들은 예외 없이 정기적인 건강진단을 받고 있다. 일본 남성 중 정사원의 비율은 79.7퍼센트고, 여성의 경우는 45.6퍼센트(2011년 후생노동성 발표)다. 이렇게 많은 남성이 정년까지 매년 건강진단을 받으므로 수치상의 '이상'도 발견되기 쉽고, 평생 약을 먹는 처지가 되기도 쉽다. 이는 핀란드에서 벌어진 '엄격하게 건강관리를 받은 사람들의 비극'과 꼭 닮았다.

검사 수치가 낮다고 장수하는 것은 아니다

전작 『의사에게 살해당하지 않는 47가지 방법』에서도 다루었듯이, 핀란드의 한 연구진은 15년간에 걸친 비교 연구를 통해 성실하게 건강진단을 받고 착실하게 약을 먹은 사람은 빨리 죽기 쉽다는 사실을 증명했다.

핀란드에서는 일찍부터 사회보장제도가 갖추어져 1960년대에 이미 '은퇴 후에는 연금으로 충분히 살아갈 수 있고 노쇠하면 간호를 받을 수 있는' 사회가 실현됐다. 그러자 고령자들의 알코올 중독 등이 늘었고, 정부는 '이대로는 의료비로 재정이 파탄이 나고 만다. 건강관리가 얼마나 중요한지 국민에게 데이터로 알려주자'며 1974년부터 15년간 본격적인 추적 조사를 실시했다.

우선 40~55세의 건강한 남성 중 '총콜레스테롤 270mg/dL이상, 중성지방 150mg/dL 이상' '위 혈압 160~200mmHg, 아래 혈압 95~115mmHg'처럼 건강검진 결과 수치가 높았던 약 1,200명을 골라 두 개의 그룹으로 나누었다. 절반은 자유롭게 내버려두는 '방치군', 나머지 절반은 '개입군'으로 의사가 식사나 운동 등을 엄격하게 지도하고 그래도 수치가 '개선'되지 않으면 약을 처방했다. 그러자 '개입군'의 비만도, 혈압, 총콜레스테롤, 중성지방 등의 수치 모두가 거의 정상화되었다. 5년간 개입한 후 10년은 모두가 자유롭게 지냈다.

이렇게 15년이 지나 뚜껑을 열어보니 놀라운 결과가 나왔다. 약을 처방받은 개입군 쪽이 방치군보다 사망률이 46퍼센트나 높았던 것이다. 뇌졸중이나 심근경색 등으로 인한 병사뿐만 아니라 사고사나 자살 또한 개입군 쪽이 많았다. 성인 남성 3만 명을 5년 이상 추적한 또 다른 조사에서도 콜레스테롤 수치가 낮은 사람은 우울해지기 쉽고 자살 경향이 높다는 사실이 밝혀졌다. 핀란드의 개입군에서도 엄격한 건강 지도에 따른 스트레스나 낮은 콜레스테롤 수치 등이 자살의 원인이 되었다고 생각할 수 있다.

숫자에 우왕좌왕하지 말자. 평소대로 활동하고 밥도 맛있게 먹는다면 현재 수치에서도 몸속 균형은 잘 잡혀 있는 것이다. 검사 수치는 떨어졌지만 죽기는 빨리 죽는 어처구니없는 일을 겪지 않으려면, 건강진단에서 건너뛸 수 있는 항목은 건너뛰고 의사들이 권하는 약도 무시하는 것이 좋다.

20

신약의 생존기간은 속임수다

조기 발견은 생존기간과 아무 상관도 없다

생명 연장에 관해 의료계에서 자주 사용되는 속임수 '리드 타임 바이어스(lead time bias)'에 대해 알아보자. 이는 '질병을 빨리 찾아내면 늦게 발견한 사람보다 진단받은 후의 생존기간이 늘어난다'는 개념으로, 조금만 생각해보면 뻔히 간파될 수 있는데도 의사들은 여전히 이를 애용하고 있다. 환자들이 치료에 따라오도록 만들기 위해서다.

예를 들어 일본 국립암연구센터 중앙병원은 시민 강좌 등에서 '항암제가 진보하고 있다. 좋은 신약이 계속 개발되어 전이암의 생존기간이 획기적으로 늘어났다'고 지속적으로 선전하고 있다. 같은 병원 소화기내과의장이 일반인을 대상으로 강연한 내용은 이런 식이다. "30년 전에는 절제가 불가능한 전이성 대장암 환자의 생존기간은 6개월 정도였다. 당시에는 대장암의 항암제는 한 종류밖에 없었다. 하지만 15년 정도 전부터 좋은 항암제가 다양하게 출시되고 있기 때문에 생존기간이 24개월까지 늘어났다."

반년밖에 견디지 못했던 전이암 환자의 수명이 정말로 2년으로 늘었다면, 분명 대단한 진보다. 하지만 이는 그저 CT 검사나 초음파 검사 등이 보급된 덕에 암의 크기가 작을 때 발견할 수 있게 된 것뿐이다. 더 빨리 찾아냈으니 진단 후의 생존기간이 더 긴 것도 당연하다.

대장암의 수명은 거의 간 전이에 의해 결정된다. 30년 전에는 손으로 덩어리를 확인하는 촉진 중심이었기 때문에, 직경 8센티미터 정도나 되어야 간신히 발견되는 간 전이가 매우 많았다. 이 당시 '생존기간 중앙치(환자 중 절반이 사망하는 기간)'는 6개월이었다. 하지만 오늘날에는 검사 기술이 진보했기 때문에 1센티미터 정도의 간 전이를 발견할 수 있다. 1센티미터짜리 병터(조직에 병적인 변화를 일으키는 자리-옮긴이)가 8센티미터로 커지기까지 걸리는 기간은 평균 18개월이니, 30년 전보다 18개월이나 빨리 간 전이를 발견할 수 있는 것이다. 24개월에서 18개월을 뺀 생존기간 6개월은 30년 전과 똑같다. 즉, 항암제 신약에는 생명 연장 효과가 없는 것이다. '신약으로 생존기간이 늘었다'는 이야기에는 대부분 이 속임수가 사용되고 있다.

'획기적인 진보'에도 매년 늘어나는 대장암 사망자

환자의 생존기간이 눈부시게 늘어난 것처럼 보이는 그래프와 함께 '최신 항암제의 대장암 치료' '늘어난 선택지와 치료 효과의 개선' 등의 제목으로 각종 강연이 열린다. 텔레비전 방송에서는 이런 결론을 내린다. "환자에게는 완치 여부가 가장 중요하므로 2년간의 생명 연장으로는 만족스럽지 못할 것이다. 그러나 항암제 치료에 오랫동안 몰두해온 우리에게 이는 획기적인 진보다. 노력을 거듭해 여기까지 왔음을 이해해주셨으면 한다."

의료계가 선전하는 '신약이 늘린 생존기간'이니 '획기적인 진보' 같은 말을 경계하자. 최근 30년 동안 대장암으로 죽는 사람은 매년 늘고 있다. 획기적인 항암제는 나오지 않은 것이다.

21

‘효과가 기대된다’는 것은 ‘효과가 없다’는 뜻이다

신약의 효과는 누구도 알 수 없다

"이 백신은 신종 인플루엔자에도 효과를 보이리라 기대하고 있다." "세포면역요법과 분자표적치료를 병행하여 생명 연장의 효과를 기대할 수 있다고 들었다." "큰 효과가 기대되는 인터페론 치료에 대해……."

약품 광고부터 후생노동성의 홈페이지에 이르기까지, 의료계에 '효과가 기대된다'는 공허한 말이 넘쳐나고 있다. 하지만 누가 어떤 효과를 기대하고 있단 말인가? 병은 어느 정도 예방할 수 있으며, 수명은 정말로 연장되는가? 효과가 없으면 누가 책임질 것인가? 모두 불분명하다. 이는 어떤 결과가 나와도 손쉽게 발뺌할 수 있는 교묘한 표현이다. '효과가 기대된다'는 말은 '효과가 어떤지 알 수 없어서 무슨 일이 생길지 모른다'는 뜻이다. 결국 아직 '인체 실험 수준'에 불과하다는 이야기밖에 되지 않는 것이다.

'효과가 기대된다'는 말을 들으면 심각하게 의심해보자

효과도 부작용도 분명하지 않은 '최첨단 치료법'이나 '꿈의 신약'을 팔아치울 때도 '효과가 기대된다'는 선전 문구는 전지전능한 위력을 발휘한다. 새로운 약이나 치료법이 정말로 효과적인지, 부작용이나 후유증에 어떤 것이 있는지는 최소한 수천에서 수만 명을 대상으로 시험해봐야 알 수 있다. 시험관 실험이나 동물실험결과가 만족스러워도, 제한된 인원을 대상으로 약효를 평가한 임상시험에서 좋은 결과가 나와도 대중이 사용했을 때 어떻게 될지는 아무도 모른다. 사람의 체질, 체력은 다양하고 남녀 차이도 크고 아이부터 노인까지 연령에 따라서도 전혀 다르기 때문이다.

질병을 고친다는 목적은 숭고하지만 그 때문에 사람을 '실험대'에 올리는 과정 또한 반드시 거쳐야만 한다. 의료계에는 이런 윤리적인 딜레마가 항상 따라다닌다. 2차 세계대전 당시에는 유럽 국가들도 일본처럼 건강한 사람을 억지로 전염병에 감염시키는 등 인간을 의학 실험의 도구로 사용해 많은 생명을 빼앗았다. 눈살이 찌푸려지는가? 그렇다면 지금도 전 세계에서 일반인을 대상으로 한 대규모 인체 실험이 진행 중이라면 기분이 어떨까.

유전자 치료, 불임 치료, 중립자선치료, 분자표적치료, 면역세포요법 등 선진 의료를 줄줄이 훑어보다 보면 의학은 인간을 '요람에서 무덤까지' 전지전능한 능력으로 고쳐줄 수 있을 것 같은 착각이 든다. 각 치료법의 선전 문구도 '유전자를 조작해서 발병을 억제한다' '현미수정(顯微授精, 정자를 난세포에 주입하는 인공수정 방법 중 한 가지 – 옮긴이)으로 남성 불임을 해결한다' '암 병터를 방사선으로 핀포인트 조사(照射)한다' '암세포를 증식시키는 특정 분자를 표적 치료할 수 있다' '자기면역세포를 몸 밖에서 배양해 몸 안에 집어넣는다' 등 입이 딱 벌어질 만큼 신기한 말들로 도배되어 있다.

그러나 정말로 질병이 낫는지, 부작용이나 후유증은 어떤지 등을 조사해보면 모두 '효과가 기대되고 있다'는 단계에 지나지 않는다. 비싼 돈을 들여도 효과는 없거나 부작용이나 후유증이 너무 심해서 '치료'라고 말할 수는 없다. 의료의 꿈과 현실 사이에는 이렇게 커다란 간극이 존재한다.

22

인플루엔자도 감기일 뿐이다

무서운 것은 인플루엔자가 아닌 인플루엔자 치료제

'신종 인플루엔자'라고 하면 모두가 얼어붙는 이유 중 하나는 '스페인 독감'과 같은 팬데믹(pandemic, 조류독감 바이러스가 인체 내에서 대변이를 일으켜 광범위한 지역에 호흡기 전염병을 유행시키는 현상-옮긴이)의 무시무시함이 자주 회자되기 때문일 것이다. 스페인 독감은 지금으로부터 100여 년 전, 1차 세계대전 직후 전 세계에 널리 퍼졌다. 사망자가 5,000만 명에 육박한다는 설도 있고, 미국에서도 다수의 사망자가 나왔다는 얘기도 있다. 하지만 계절성 인플루엔자, 즉 독감으로 인한 일상적인 사망률과 별 차이가 없는 지역도 많았다. 왜 한 나라 안에서도 지역 간 격차가 크게 벌어진 것일까. 다양한 연구가 그 수수께끼를 풀어냈다. 진짜 범인은 해열제였던 것이다.

스페인 독감의 사망률이 눈에 띄게 높았던 이들은 군인이었다. 당시 군대에서는 많은 양의 아스피린을 해열제로 상용했다. 그리고 스페인 독감에 감염돼 고열이 나서 아스피린을 먹은 뒤 뇌나 간에 장애가 일어나 급사한 젊은 군인들이 속출했다.

아스피린은 발열성 감염증에 사용하면 일상적인 양으로도 '라이 증후군(Reye Syndrome, 감기나 수두 등의 바이러스에 감염된 환자의 치료 말기에 간의 지방변성과 뇌의 급성부종으로 갑자기 심한 구토를 일으키거나 혼수상태에 빠져 생명을 위협하는 질환-옮긴이)'을 일으킬 수 있음이 밝혀져 사용이 제한된 약이다. 스페인 독감 때는 전 세계에서 아스피린을 대량으로 투여했기 때문에 엄청나게 많은 사람이 심각한 라이 증후군을 일으킨 것이다.

결국 스페인 독감의 대량 사망은 진짜 무서운 것은 인플루엔자가 아니라 약이며, 팬데믹은 약 때문에 발생한 재해임을 가르쳐 주었다. 하지만 의료 산업에 종사하는 사람들은 의도적으로 약의 피해에 대해서는 언급하지 않고, '인플루엔자는 무섭다' '생명을 빼앗는다'고 겁만 주면서 효과가 없는 백신이나 치료제를 팔아치우고 있다. 이는 암을 무서운 죽음의 병으로 꾸며내 조기 발견·조기 치료의 함정에 사람들을 유인하는 수법과 정말이지 똑같다. 암보다 훨씬 무서운 절제 수술이나 항암제를 태연하게 권하고 부수한 환자를 괴롭히며 생명을 단축시키거나 빼앗고 있는 것이다.

신종 인플루엔자는 정말 무서운 중병인가

사람들을 속여서 잘못된 방향으로 인도하는 것은 의료 산업의 뛰어난 재주로, 가끔씩 발발하는 '조류 인플루엔자' 소동도 그 중 하나다. 조류 인플루엔자는 사람끼리는 전염되지 않는데 과장되게 소란을 피워 인플루엔자 공포증을 부채질하고 있다.

2009년에는 멕시코에서 시작된 신종 인플루엔자가 전 세계로 퍼져, 처음에는 WHO(세계보건기구)도 당황한 나머지 최고 수준의 경계령을 내렸다. 일본 정부도 크게 당황해서 전 세계 인플루엔자 백신의 70퍼센트를 긁어모았고, '염려증'을 앓고 있는 일본인은 그것을 서로 차지하느라 혈안이었다. 하지만 유행이 끝나고 보니 증상은 평소 계절성 인플루엔자와 같거나 오히려 약했다. 그리고 바이러스 구조가 스페인 독감과 똑 닮았다는 사실도 깨달았다.

'인플루엔자'를 다른 말로 하면 '유행성 감기'다. 말 그대로 유행성 높은 감기일 뿐이다. 이런 이름으로는 박력이 없어선지 의료계는 굳이 '인플루엔자'라고 바꿔 부르고 공포심을 조장한다. 의료 산업의 또 다른 함정이다.

23

시한부 3개월은 존재할 수 없다

3개월 남았다면 그저 웃어라

위압적이거나 무시하는 태도, 폭언 등으로 환자에게 정서적 폭력을 휘두르는 의사들이 의외로 많다. 이들은 암 환자에게 "지금 치료하지 않으면 3개월밖에 못 산다" "바로 잘라내지 않으면 장이 막혀 죽는다" "항암제를 쓰지 않으면 재발한다" 같은 협박성 발언을 남발한다. 심지어 "치료할 마음이 없다면 묘비를 세워둬라" 같이 과격한 말도 서슴지 않는다.

의료계가 오랜 시간에 걸쳐 세간에 넓게 퍼트린 소문은 이러한 폭력을 더욱 부추긴다. '암은 방치하면 계속 커져서 온몸으로 전이되고, 환자는 통증으로 몸부림치다가 죽는다. 그렇기 때문에 가능한 한 빨리 발견해 치료해야 한다'는 루머가 그것이다.

오늘 아침 맛있게 밥을 먹었고 멀쩡히 걸어서 병원에 갔는데 '수명이 3개월 남았다'는 말을 들었다면, 그 의사는 거짓말쟁이니까 장난하지 말라고 말하고 바로 도망치듯 되돌아가라. 진행이 빠른 경성 위암이나 췌장암이라 해도, 초진 때는 팔팔했는데 3개월 만에 죽는 경우는 있을 수 없다. 리포터 나시모토 마사루 씨처럼 항암제 등의 '암 치료'로 살해당하지 않는 한.

'믿을 수 있는 여명 진단'과 '믿을 수 없는 여명 진단'의 차이

암 진단을 받고 '내가 얼마나 더 살 수 있는지' 알고 싶어 하는 환자의 절실한 마음을 나도 잘 안다. 의외로 암은 그 자체가 독소를 뿜어내거나 아프거나 하지는 않다. 그렇기 때문에 주변에 주요 장기가 없는 유방암의 경우에는 팥알 같은 응어리가 커져서 피부를 뚫고 나와 직경 20센티미터가 넘어도 환자 자신은 건강하게 살 수 있다. 유방암이 목숨을 위협하는 경우는 대부분 폐 등으로 전이했을 때다. 암이 사람의 목숨을 빼앗는 것은 폐, 식도, 간, 뇌 등의 주요 장기에서 응어리가 커져 호흡, 식사, 해독 등의 생명에 관련된 기능이 멈췄을 때다.

예를 들어 대장암 환자에게 성실한 의사가 남은 수명을 말할 때는 거의 대부분 간 전이가 발생한 뒤다. 그러나 전이의 개수나 크기는 환자에 따라 다르다. 응어리의 성장 속도도 제각각이다. 검진으로 찾아낸 암은 대개 직경 1센티미터 전후다. 몸속에 암 덩어리가 한 개 생기고 나서 평균 10~30년이 지나야 암세포도 10억 개 전후로 늘어난다. 10년 이상에 걸쳐 커진 암의 증대 속도를 조사하려면 적어도 3개월 정도의 관찰이 필요하다.

간 전이로 목숨을 잃는 경우는 전이 병터가 간 부피의 80퍼센트 정도를 차지했을 때다. 그래서 CT 검사 등을 통해 병터의 크기 변화를 수개월간 지켜보면 암이 언제쯤 간의 80퍼센트를 차지할지 추측할 수 있다. 이런 관찰을 거치지 않고 내린 여명 진단은 엉터리다.

나는 환자들에게 이렇게 전한다. "병이 재발할 수 있지만 건강해 보이니까 3개월 만에 죽는 경우는 없다." "1년 정도 지나면 죽는 사람이 나오기 시작해 조금씩 늘어나지만, 어느 날 갑자기 전원이 죽는 경우는 없다." "5년, 10년 생존하는 사람도 적지 않으니까 그렇게 되도록 노력하자." "암을 치료하지 않는 내 환자들은 악명 높은 경성 위암이라도 수년에서 10년 가까이 살고 있다." 남은 수명의 폭은 이렇게 넓다. 전이가 발견되었다면 지금부터 당장 하고 싶은 것을 전부 해서 남은 인생을 최고로 만들 수 있도록 마음을 고쳐먹고 매일 즐겁게 생활하자.

24

세포막이 튼튼해야 암이 예방된다

우유와 달걀로 세포의 힘을 키워라

'암이 커지는 것을 막는 방법은 없냐'는 질문을 들으면 나는 항상 "동물성 단백질과 지방을 제대로 섭취해 세포막을 강하게 만들자. 암은 정상 세포를 파고들어 넓게 퍼지기 때문이다. 특히 지방이 많은 소고기 등심이나 참치 뱃살, 장어를 권한다"고 대답한다. 그러면 대개는 "고기는 암의 먹이가 되니까 좋지 않다고 들었는데요" "암에 걸린 뒤로 지방은 섭취하지 않고 있는데"라면서 깜짝 놀란다.

하지만 이는 의학적으로 근거가 있는 권유다. 고기의 지방을 독처럼 무서워하며 멀리하는 사람이 많지만, 인간의 몸은 수분을 빼면 대부분 단백질과 지방질로 되어 있다. 또 생명을 유지하는 뇌의 60퍼센트는 지방질이다. 지방질 중에서도 콜레스테롤은 온몸의 세포막이나 호르몬을 만들고, 기억 등의 뇌 활동에도 필수적인 물질이다.

세포막이 강해지면 암뿐 아니라 세균과 바이러스도 잘 막아낼 수 있고, 염증에도 잘 걸리지 않기 때문에 건강하게 오래 살 수 있다. '암을 막으려면 면역력을 높여야 한다'는 말은 큰 오해다. 바이러스나 세균 등 외부에서 들어온 이물질은 분명히 면역세포가 걸러주지만, 암세포는 몸속 정상 세포가 조금 변해서 자란 것이므로 감당할 수 없다. 그러니 암이 발생한 후 면역세포요법 등을 실시하는 것도 무의미하다.

암에 대항하기 위해서는 세포력과 저항력이 중요하다. 세포막이 약하면 세포와 세포 사이에 암이 끼어 들어가 계속 퍼져간다. 그렇기 때문에 단백질과 지방질을 제대로 섭취해 세포 자체를 튼튼하게 해야 한다. 고기에는 양질의 단백질이 풍부하게 함유되어 있다. '양질'이란 인간이 몸에서 만들어낼 수 없는 필수아미노산을 균형 있게 함유하고 있다는 뜻이다. 단백질은 20종류의 아미노산으로 이루어진 가장 중요한 영양소다. 그 중 몸속에서 만들 수 없는 아홉 가지가 필수아미노산이다. 이를 완벽하게 섭취할 수 있는 것이 고기, 우유, 달걀, 생선 등의 동물성 식품이다. 이들 식품은 빈혈이나 골다공증, 동맥경화, 심장병, 뇌졸중, 당뇨병, 고혈압 등의 예방에도 효과가 있다.

콜레스테롤 섭취로 암, 심장병, 감염증을 예방하라

암이나 바이러스를 막아내는 강한 세포막을 만드는 재료는 바로 콜레스테롤이다. 콜레스테롤이야말로 '장수하는 약'인 것이다. 실제로 일본 남성은 콜레스테롤 수치가 높을수록 오래 사는 데다, 콜레스테롤 수치가 높다는 이유로 여성에게 약을 먹이는 곳은 일본뿐이다.

과콜레스테롤이 동맥경화를 일으킨다거나 심장병의 원인이 된다는 이야기는 100년 전부터 내려온 엉터리 지식이다. 콜레스테롤이 나쁘다고 처음 말한 사람은 어느 러시아 연구자였다. 그는 콜레스테롤이 사람에게 미치는 영향을 조사하기 위해 1913년 초식동물인 토끼에게 달걀을 먹였고, 그러자 동맥경화처럼 동맥에 콜레스테롤이 쌓인 것이다. 이 실험은 순식간에 전 세계로 퍼져 오해가 계속 커졌다. 토끼는 초식동물이니까 동물성 지방을 소화할 수 없어 혈관에 쌓인 것은 당연한 결과인도.

게다가 1950년대 미국 미네소타 대학의 생리학자 안셀 키스(Ancel Keys)는 정신병원에서 급식 실험을 실시한 뒤 '식사 중 지방이 너무 많으면 심장병의 원인이 된다'고 주장하고, 22개국의 식생활과 질병에 대한 데이터를 조사했다. 모든 자료를 해석했더니 지방 및 콜레스테롤 섭취량과 심장병에는 아무런 관계도 없음이 분명했는데도 키스 박사는 여섯 개국 데이터만을 취해 자신의 학설을 뒷받침했다.

이를 사실로 받아들인 미국에서는 1960년대에 '콜레스테롤 가설' 붐이 일었다. 동물성 지방이 많은 육류나 콜레스테롤이 많은 달걀 등을 삼가고, 리놀산이 풍부한 식물성 기름 등의 섭취를 늘리면 콜레스테롤 수치가 떨어져 동맥경화나 심장병을 예방할 수 있다는 것이었다. 하지만 이 가설을 바탕으로 만든 영양지도(nutrition guidance)대로 대규모 임상시험을 했더니 심장병 사망률도, 전체 사망률도 큰 차이가 없었다. 미국 정부가 막대한 연구비를 쏟아 부은 연구는 대실패로 끝난 것이다.

영양지도를 받으면 사망률이 오른다

핀란드에서 실시한 최장 18년에 달하는 실험 또한 영양지도를 받은 쪽이 심장병 사망률은 두 배 이상, 전체 사망률은 1.4배 높다는 결과를 보여주었다. 키스 박사는 1970년대에 식품 속 콜레스테롤과 혈액 속 콜레스테롤에는 어떤 관련성도 없다고 발표했다.

또한 1975년 국립영양연구소가 50세까지의 성인에게 열흘간 달걀을 하루 열 개씩 먹게 한 실험결과 또한 혈중 콜레스테롤 수치는 평소 그대로였다. 70세 이상 고령자에게 30일간 달걀을 매일 한 두 개씩 먹게 한 다른 실험에서도 혈중 콜레스테롤 수치에 변화는 없었다.

25

조작된 자료에 속지 마라

무사태평하고 안일한 의료계

일본 의료계는 세계에 유례가 없을 정도로 규칙이 물러터진 '의사들의 천국'이다. 미국에서 의사 면허를 취득하려면 임상을 포함해 3단계 국가시험을 거치고, 거기에 주(州)마다 실시하는 심사에도 합격해야 한다. 그 후에도 규정된 강의를 듣고 1~2년마다 면허를 갱신하지 않으면 자격을 반납해야 하며, 각 진료과마다 전문의 자격도 필요하다. 효과가 증명되지 않은 재생의료, 줄기세포요법, 면역세포요법 등을 연구기관이 아닌 클리닉 등에서 시행하다가는 의사 면허를 박탈당할 수 있다.

반면 일본에서는 필기시험인 의사국가시험을 치르면 단번에 의사 면허가 주어지고, 2년간의 인턴 생활을 거치면 일본 내 어디서든 어떤 과에서든 자유롭게 진료할 수 있다. 일본 의사 면허는 갱신하지 않아도 평생 유효하며, 효과가 입증되지 않은 치료 행위를 단속하는 법률도 거의 없다.

환자의 불안을 달래주기 위해서라면 플라세보(placebo, 가짜약)를 줄 수도 있고, 명확하게 정해진 치료 방법이 없는 질환 등에

자의적으로 약을 조합한 처방전을 내줄 수도 있다. 자신의 병원에서 보조제나 크림 등을 만들어 판매하기도 한다. 앞서 소개한 강력한 스테로이드가 함유된 중국산 연고를 '스테로이드가 함유되지 않은 한방 크림'이라며 수천 명에게 판매한 사건도 개인 병원에서 일어난 일이다.

줄기세포요법과 면역요법의 달콤한 유혹

한국, 중국과 비교해도 일본의 의료 규제는 매우 느슨하고, 다른 나라에서는 허가되지 않는 '치료'가 '자유진료(自由診療, 건강보험이 적용되지 않고 환자가 전액을 부담하는 진료 형태 – 옮긴이)'라는 명목으로 공공연하게 시행되고 있다. 예를 들어 '줄기세포를 몸 밖에서 배양해 그 수를 늘린 후 정맥 속에 다시 주입하면 다친 장기 등이 치료되어 본래의 건강한 모습을 되찾는다'며 줄기세포요법을 선전하는 식이다. 그러나 면역세포요법과 마찬가지로 이 치료법의 효과는 증명되지 않았다. 오히려 줄기세포가 폐의 혈관을 막아 호흡 기능을 상실해 죽을 위험이 있다. 때문에 한국에서는 줄기세포의 채취 및 증식은 인정하지만 증식한 줄기세포를 허가 없이 이식하는 행위는 금지되어 있다. 그러나 일본에는 그런 규제가 없다. 그래서 한국인이 한국 내에서 줄기세포를 증식한 뒤 이를 일본으로 가져와 클리닉에서 주사하는 의료 비즈니스가 벌어지고 있다. '당뇨병이나 류머티즘 등을 개선한다'고 주장하고 있지만 효과가 있을 리 없다.

자유진료를 하는 '암 치료 클리닉' 홈페이지에도 속지 않도록 하자. 특히 서로 다른 부위의 사진을 '치료 전·후'라고 보여주면서 '암이 소멸했다'고 거짓말을 하는 사례가 흔하다. 또 면역세포요법은 서양의 연구 기관 어디든 암 축소의 '유효율'이 거의 제로라고 밝히는 데 반해 일본의 유명 클리닉은 자주 '유효율 25퍼센트'라고 선전한다. 그러고는 '질병의 예는 동일 증상은 아니고, 치료도 동일 내용을 일률적으로 시행하는 것은 아니다' '화학요법 등과 병용하는 경우도 있어 일률적으로 면역세포 치료 효과라고는 판단할 수 없다'는 등의 단서를 붙인다. 결국 확실한 치료 실적도 없이 미심쩍은 숫자를 내세우는 것이다. '치료 실적'이나 '암을 극복한 체험담'은 물론 암이라는 진단부터가 의심스럽다. 엄청난 돈을 날리고 후회하지 않도록 조심하자.

26

효과 있다는 말에 현혹되지 마라

효과가 있어서 낫는 게 아니라 효과를 믿어서 낫는 것이다

'정어리 대가리도 믿음에서(하찮은 것이라도 믿음이 깊으면 고맙게 느껴진다는 뜻 – 옮긴이)'라는 말이 있다. 에도시대 사람들은 정어리 대가리에 악귀를 물리치는 힘이 있다고 믿고 현관에 장식했다. 중세 유럽 사람들은 양파로 페스트를 막을 수 있다고 믿었고, 진시황은 수은이 수명을 늘려준다고 믿고 즐겨 마시다 일찍 죽었다. 그러나 현대인도 상어 연골로 암을 치료한다고 믿거나 수은이 들어간 백신을 맞는다. 동서고금을 막론하고 인간의 믿음은 온갖 희비극과 기적을 낳는다.

예를 들어 신뢰하는 의사가 "효과가 좋다"고 권유한 약을 먹으면 환자의 통증, 불면 등이 30퍼센트 이상 완화된다고 한다. 설령 그게 밀가루일지라도. 이 같은 플라세보 효과와 관련하여 전 세계에서 다음과 같은 실험결과가 나왔다.

'효과가 있다'고 믿으면 통증이 멈추는 뇌 속 물질인 도파민이나 엔도르핀의 분비가 늘어난다. 미시간 의과대학교 연구진은 한 실험에서 피험자들의 턱에 생리식염수를 주사한 후 플라세보를 주면서 통증을 가라앉힐 것이라고 얘기했다. 그러자 피험자들은 실제로 더 이상 아프지 않다고 말했다. 또 PET-CT(양전자 방출 단층 촬영)을 해보니 엔도르핀 분비가 평소보다 활발해져 있었다.

또 다른 실험에서는 천식 환자에게 가짜 약을 호흡하게 했더니 호흡이 편안해졌고, 과민성대장증후군 환자에게 치료제인지 아닌지 밝히지 않고 가짜 약을 건네면 환자 중 40퍼센트의 증상이 개선됐다. 전립선비대증 환자 2만 명 이상을 대상으로 한 연구에서는 치료제를 복용한 환자의 절반 정도가 배뇨 곤란 증상이 개선되었다.

고혈압 환자들을 여섯 종류의 치료제를 준 그룹과 플라세보를 준 그룹으로 나눈 실험도 있었다. 이 실험에서는 피험자에게 '플라세보에 해당하는 경우에는 활성 성분이 함유되지 않는다. 작용은 불투명하다. 그러나 몸의 자연 치유력을 작동하게 할 가능성이 있다'는 조건을 알려주었다. 그러자 치료제를 먹은 환자들의 50퍼센트, 플라세보를 먹은 환자들의 30퍼센트가 정상 수치의 혈압을 보였다.

기대하기 때문에 낫는 것이다

마음의 질병에도 플라세보 효과가 있다. 미국 연구자들은 항우울제 임상 연구 45건을 분석한 뒤 '치료 효과의 75퍼센트는 증상 개선에 대한 기대에 의한 것'이라고 보고했다. '치료를 받았으니 좋아진다'는 생각만으로도 몸과 마음의 건강이 상당히 개선된다는 것이다. 다른 항우울제와 플라세보를 비교한 연구에서는 플라세보에 반응한 환자의 80퍼센트가 더 오랫동안 '약효'를 유지했다. 한편 '노시보(nocebo) 효과'라는 부작용도 있다. 혈압강하제와 플라세보를 먹은 환자를 비교해보면 가짜 약을 섭취한 환자 중 13퍼센트가 두통, 관절통 등 혈압강하제의 부작용을 겪는다.

수술도 마찬가지다. 압박골절로 부러진 척추에 의료용 시멘트를 주입해 본 모습으로 되돌리는 '척추 성형술'은 통증을 없애는 효과가 크다고 알려져 있다. 하지만 오스트레일리아에서 가짜 수술과 비교 연구한 결과를 보면 척추 성형술과 가짜 수술 간에 차이가 없었다고 한다. 약을 먹거나 수술하기 전에 '치료될 수 있다'는 믿음을 가지면 더 좋을 것이다.

27

왜 의사는 모두 같은 말을 하는가

녹음기처럼 똑같은 말만 하는 의사들

"놀랐습니다. 대형병원을 세 군데나 돌면서 세컨드 오피니언을 물었더니 다들 똑같은 의견뿐이네요. 병원은 달라도 의사 의견은 한 글자, 한 구절이 모두 똑같아서 시간과 돈만 낭비했습니다." 이렇게 말하는 환자가 있다.

세컨드 오피니언의 목적은 가장 좋은 치료를 선택하기 위해서다. 그러나 일본인은 '어느 의사에게 물어도 거기서 거기다'라고 생각한다. 그리고 고개를 갸웃하며 치료대에 올라서면서 다시 생각한다. '결국엔 이럴 것을…….' 지금까지 수백만 번은 반복된 장면이다.

왜 이런 일이 벌어지는 걸까? 식도암이라면 일본식도학회, 자궁암이라면 일본부인종양학회 등 전문 학회가 정한 가이드라인이 있기 때문이다. 의료 현장에서 이 지침은 마치 법률처럼 절대적인 기준이다. '2기에 림프샘 전이가 없다면 수술과 항암제 치료'라는 식으로 질병의 진행 과정마다 권장하는 치료법이 상세하게 실려 있다. 약의 종류도 명확하게 정해놓았다. 환자의 암 증상과 대조하면 치료법이 자동으로 결정되는 셈이라 의사의 의견이 모두 같아질 수밖에 없다.

치료가 가이드라인에서 벗어나면 건강보험이 적용되지 않거나, 어떤 문제가 생겼을 때 의사 개인이 책임을 추궁당할 수 있다. 그렇기 때문에 모두 가이드라인을 엄수한다. 또 자신의 환자가 다른 의사에게 세컨드 오피니언을 요구해도 같은 얘기를 듣고 반드시 자신에게 되돌아온다는 사실을 알고 있기 때문에, 기분 좋게 소개장을 쓰고 진료 데이터를 건넬 수도 있다.

3,500건 중 단 5퍼센트

그러나 환자가 달아날 위험이 있다면 이야기는 다르다. "곤도 마코토 세컨드 오피니언 외래에 가고 싶다"고 말하면 주치의는 화가 나서 펄펄 뛰며 자리를 박차고 일어난다고 한다. 진료 데이터를 내주지도 않거나 몹시 싫은 소리를 한다는 말도 자주 듣는다.

하긴, 최근 1년 반 동안 내가 응한 3,500건 이상의 상담 중 주치의 의견에 동의한 경우는 5퍼센트 미만이다. 나는 95퍼센트 이상의 환자에게 "주치의가 권유한 치료를 받지 않는 편이 좋다"거나 "다른 치료를 하는 편이 좋다"고 말해주었다. 가이드라인은 의사의 이익을 위해 치료 행위를 가능한 한 늘리도록 만들어졌기 때문에 환자는 필요 없는 검사나 치료를 권유받기 쉽다. 물론 나는 의견을 밝힐 뿐 선택은 전적으로 환자에게 맡긴다. 세컨드 오피니언의 의미는 치료의 선택지를 늘리고, 보다 나은 선택을 할 수 있도록 돕는 일이라고 생각한다.

의미 있는 세컨드 오피니언을 받기 위해 가장 필요한 자세는 의사나 검사를 가까이 하지 않는 것이다. 고통도 없는데 치료를 시작하면 수명만 단축시킬 뿐이다. 몸 상태가 너무 좋지 않고 통증이나 고통이 날이 갈수록 꾸준히 늘어난다면 먼저 근처 개업의나 진료소를 방문하자. 거기서 암이라는 통보를 받고 수술이나 항암제 등의 치료법을 제시받았다면 대형병원에서 세컨드 오피니언을 들어보자. 그리고 또 다른 병원이나 대학 같은 곳에도 가서 의견을 물어보자.

스스로 조사할 때는 인터넷에서 암과 치료법에 대해 검색하기만 해도 의사가 적극적으로 가르쳐주지 않는 검사나 치료의 부정적인 면을 어느 정도 알 수 있다. 수술이나 항암제 치료의 부정적인 면도 '위암 수술 후유증' '위암 항암제 부작용' 등으로 제대로 조사해보자.

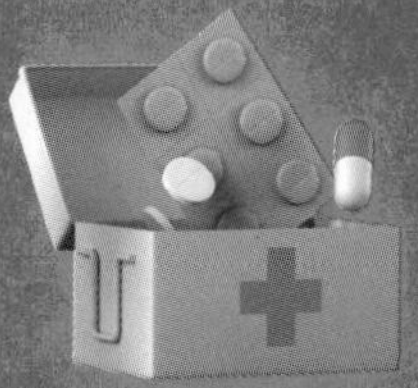

"인플루엔자는 보통 감기가 아닙니다." 겨울이 다가오면 여기저기서 이런 말들을 자주 듣게 된다. 그 말을 들으면 대개는 겁을 먹고 '인플루엔자는 보통 감기가 아닌 무서운 질병이구나' 하고 믿게 된다. 하지만 그런 말에 속아서 백신을 맞으러 가지 말자. 후생노동성 홈페이지에도 "인플루엔자 백신으로는 감염을 막을 수 없다"는 말이 명시되어 있다. 맞든 안 맞든 다를 바가 없는 것이다.

PART 4

예방접종은 맞을 필요가 없다

28

인플루엔자 백신은 의료계의 장삿속이다

백신으로는 바이러스를 막을 수 없다

"인플루엔자는 보통 감기가 아닙니다." 겨울이 다가오면 여기저기서 이런 말들을 자주 듣게 된다. 그 말을 들으면 대개는 겁을 먹고 '인플루엔자는 보통 감기가 아닌 무서운 질병이구나' 하고 믿게 된다. 하지만 그런 말에 속아서 백신을 맞으러 가지 말자. 후생노동성 홈페이지에도 "인플루엔자 백신으로는 감염을 막을 수 없다"는 말이 명시되어 있다.

인플루엔자 백신은 혈액 속에서만 항체를 만들 수 있다. 하지만 바이러스는 목이나 코로 침입하기 때문에 막을 도리가 없다. 또한 백신은 다음에 유행할 바이러스의 형태를 예상해서 만들지만 인플루엔자 바이러스는 종류도 엄청나게 많고, 날마다 바지런히 모습을 바꾸기 때문에 적중은 불가능하다. 그러니 맞든 맞지 않든 다를 바 없어 백신이라고 부르기도 어렵다.

고령자나 체력이 약한 사람도 백신은 결코 맞지 않는 편이 좋다. 백신을 맞은 사람과 맞지 않은 사람을 비교한 네덜란드의 한 실험에서는, 두 경우 모두 예방 효과에는 차이가 없었지만 백신을 맞은 사람들의 급사율은 60세를 기점으로 늘어났다.

또 아이는 인플루엔자로 열성 경련이나 뇌증을 일으킨다고들 하지만, 열성 경련으로 죽는 경우는 없고 뇌증은 인플루엔자와 무관하다. 서양 아이들의 뇌증 사례는 오히려 해열제 등 약의 부작용으로 볼 수 있다.

마스크, 손 씻기, 양치질도 인플루엔자 앞에서는 무력하다

일본에만 있는 '인플루엔자 뇌증'이라는 말도 문제다. 1992년에 '인플루엔자 백신은 부작용으로 인한 해악이 크다'는 판결이 나서 아이들의 집단 접종도 없어지고, 백신 제조량도 10분의 1 이하로 격감했다. 하지만 어느 학자가 매스컴을 통해 인플루엔자 뇌증이라는 말을 하자 인플루엔자가 무서운 뇌증을 일으킬 수 있다는 헛소문이 퍼졌다. 판도가 완전히 뒤집혀 백신 제조량은 다시 부쩍 늘기 시작했고, 2000년에는 이전보다 훨씬 많은 750만 회분으로 늘어나 그 후에도 점차 상승하고 있다.

오늘날 세계 백신 시장은 2조 엔 규모다. 그중에서도 인플루엔자 백신은 세계에서 가장 많이 팔리고 있다. 일본에서도 매년 2,000만 회분 이상 제조되어 인플루엔자 소동이 일 때는 백신을 수입하는 데만 국가 예산, 즉 세금이 1,400억 엔이나 투입되었다. 매년 겨울 인플루엔자 예방접종으로 거두는 이익은 개인병원에서도 수백만 엔에 달하는 경우가 드물지 않다고 한다. 엄청난 선물이다. 그렇기 때문에 의료계는 일치단결해서 '인플루엔자는 무섭다'는 이미지를 계속 퍼트리고 있는 것이다.

인플루엔자는 보통의 감기다. 관절 통증이나 고열 등 힘든 증상이 나타나긴 하지만 하루나 이틀 자고 나면 차도가 있고 며칠 안에 낫는다. 몸이 바이러스와 싸우고 있는 동안에는 무리하게 식사를 할 필요가 없다. 수분과 땀 배출로 잃은 전해질(나트륨, 칼륨)만 충분하게 섭취하면 된다.

감기도 인플루엔자도 감염되었다 저절로 나을 때 백신보다 훨씬 강한 항체가 생기고 몸도 튼튼해진다. 나는 언제나 환자에게 "마스크는 무조건 벗어라. 바이러스를 받아들이는 즐거움이 있다"고 말한다. 마스크, 손 씻기, 양치질로는 감기도 인플루엔자도 예방할 수 없다. 바이러스는 마스크를 용케 피해 코나 목의 점막에 붙는 순간 감염을 일으키기 때문이다.

29

모든 예방접종을 거부하라

홍역, 풍진 백신의 무시무시한 부작용

그런데 '백신'이란 무엇일까? 원료는 무엇이며 어떻게 만들어질까? 백신은 감염증을 일으키는 세균이나 바이러스를 약하거나 무독하게 만든 것이다. 홍역 예방접종을 맞은 아이는 아주 가볍게 홍역을 앓아 항체를 형성하고 면역이 생긴다. 그러면 호르몬이 더 이상 홍역에 감염되기 힘들어지고, 감염되어도 가볍게 끝난다고 할 수 있다. 그러나 나는 어떤 예방접종도 하지 않는 것이 좋다고 생각한다. 백신으로 생기는 면역은 자연 면역과는 전혀 다르고 몸에도 좋지 않기 때문이다.

홍역에 자연스럽게 걸리고 나으면 이후로 평생 다시 걸리기 어렵다. 하지만 홍역 백신의 면역은 믿을 수 없다. 시즈오카(静岡) 누마즈(沼津) 시의 초등학생 검진에서는 모두 어릴 때 백신을 맞았는데, 이후 홍역 면역이 떨어진 아이가 40퍼센트나 됐다.

최근 풍진이 유행하고 있다. 풍진도 홍역과 마찬가지로 예전에 백신을 맞은 사람도 걸린다. 그래서 제약회사는 '홍역·풍진 혼합 백신'을 1세와 초등학교 입학 전에 각각 한 번씩 맞히기를 권장하고 있다. 제약회사 입장에서야 신나겠지만 사람의 몸에는 좋을 리가 없다. 이 혼합 백신을 맞으면 접종 직후부터 며칠 안에 발진, 두드러기 등이 발생하거나 5~14일 후에 1~3일간의 나른함, 불쾌감, 발진 등을 겪고 20퍼센트 정도는 37.5도 이상, 10퍼센트 이하는 38.5도 이상의 발열을 보인다. 게다가 쇼크, 뇌염, 발열을 동반한 경련과 고열이 일어나는 아이도 몇 퍼센트나 된다.

풍진이 무서운 까닭은 임산부가 임신 20주까지의 초기에 감염되면 태어난 아이가 난청이나 선천성 심질환 등의 장애를 일으킬 수 있는 CRS(Congenital Rubella Syndrome, 선천성 풍진 증후군)가 발병할 위험이 있기 때문이다. 하지만 일본에서 CRS가 발병하는 아이는 연 평균 몇 명에 불과하다. 홍역도 풍진도 그 자체는 생명과 관련이 없다. 부작용의 위험이 높은 백신을 아이에게 두 번이나 맞힐 필요는 조금도 없다.

인플루엔자 백신은 소름끼치는 첨가물

인플루엔자 백신이 병아리가 되기 직전의 수정란 속에서 만들어진다는 것도 그다지 알려지지 않았다. 바이러스는 살아 있는 세포 속에서만 증식하기 때문에 달걀 껍데기에 구멍을 뚫고 바이러스를 주사한 뒤 구멍을 닫아 따뜻하게 배양하면, 달걀 한두 개에서 성인 한 명분의 백신이 만들어진다. 인플루엔자 백신의 주의 사항에는 다음과 같이 기재되어 있다. "제조에 달걀이 사용되고 달걀 성분이 남아 있다. 달걀 알레르기인 사람이 접종하면 온몸에 쇼크 증상 등이 일어날 수 있으므로 의사와 상담해야 한다."

이 밖에 소름끼치는 첨가물도 사용되고 있다. 백신에는 세 종류가 있다. 세균이나 바이러스를 살아 있는 채로 약하게 만든 생백신, 그 '시체'인 불활성화 백신, 무독화한 톡소이드 등이다. 인플루엔자 백신은 '불활성화 백신'으로, 포르말린으로 바이러스를 죽인 것이다. 포르말린은 도장제 등에도 사용되며, 특히 아이에게 알레르기 증상을 일으키기 쉬운 화합물이다. 인플루엔자 바이러스는 '가시 돌기'의 형태에 따라 'H1N1형' 등으로 분류된다. 국산 백신의 경우에는 가시만 활용하지만 수입 백신은 불활성화 백신을 통째로 사용한다.

고령자와 아이는 약에 피해를 입기 쉽다

게다가 백신에는 바이러스의 부패를 막기 위해 수은이 첨가되고, 효력을 유지하기 위한 보조제(면역 증강제)로 각종 알루미늄 등도 여러 가지 첨가된다. 자궁경부암 백신 '서바릭스(cervarix)'에는 수산화알루미늄이 첨가된다. 따라서 세포나 신경에 독성을 가하고 뇌를 손상시킬 위험이 있는 것으로 의심되고 있다.

실제 일본의 '전국 자궁경부암 백신 피해자 연락회'에는 "얼음깨는 송곳으로 머리를 휘젓는 듯한 두통이 생겼다" "몸속 관절이 부어서 아프고 손발을 움직이는 것도 힘들다" "근력이 약해져서 페트병 뚜껑도 열 수 없다" "서지 못하고 걸을 수 없다" "생리가 멈췄다" 등 수백 건의 보고가 밀려들고 있다. 피해자 대부분은 여중고생이다. 사실 '자궁경부암 백신'은 생명과 관계없는 감염증인 인유두종 바이러스 백신이다. 마치 암을 막을 수 있을 것 같은 이름을 지어놓고 사람들을 속이고 있는 것이다.

자연스러운 상태에서는 결코 혈액 속에 들어오지 못하는 바이러스의 시체(불활성화 백신), 포르말린, 수은, 알루미늄 등을 억지로 주입하기 때문에 백신은 상당히 위험하다. 모든 백신에는 뇌증이나 급사를 포함한 심한 부작용의 위험이 따른다. 오늘날 알레르기가 급증하고 있는 원인 중 하나는 환경이 지나치게 청결해진 데다가, 생후 직후부터 이런저런 백신을 맞은 탓일 것이다. 특히 유아는 면역계가 완전하지 않고 고령자는 면역이 약하기 때문에 백신의 피해를 받기 쉽다.

아기에게 중추신경을 손상시키기 쉬운 수은의 영향도 큰 걱정이다. 그러나 항간에서는 '생후 6개월까지 맞는 백신'을 예닐곱 종류(접종 회수는 15회 이상)나 권유하고 있다. 심지어 하루에 두 가지 이상의 백신을 맞는 것도 당연시되고 있다. 하지만 이는 대단히 위험한 경향이다. 실제로 돼지 인플루엔자가 유행했을 당시 영국에서 실시된 한 여론 조사에서는 간호사의 30퍼센트, 개업의의 절반이 '안전 문제로 백신을 거부한다'고 대답했다.

30

자궁경부암 백신은 암 백신이 아니다

0기 자궁경부암은 종기라고 생각하면 된다

'자궁경부암 백신'이라고 불리는 예방접종의 부작용은 실신이나 감각 마비부터 온몸의 근육이 약해지는 난치병 '근육 무력증'까지, 눈을 뜨고 볼 수 없을 만큼 심각하다. 사실 이 백신은 호칭부터가 잘못되었다. 서양에서 사용되고 있는 올바른 호칭은 '인유두종 바이러스(HPV, Human Papilloma Virus) 백신'이다. 감염증을 예방하는 백신이라는 의미다. 진짜 자궁암 예방에 도움이 된다는 데이터는 하나도 없다.

자궁경부의 인유두종 바이러스 감염은 성행위에 의해 발생하고, 99퍼센트 이상의 사람은 자기도 모르는 사이에 걸렸다가 자기도 모르는 사이에 바이러스가 사라진다. 하지만 자궁경부의 점막을 증식시켜 사마귀 같은 돌기를 만들기 때문에 외양상 암과 혼동되는 일이 잦다. 그래서 검진에서 이 돌기가 발견되면 '상피내암'이나 '자궁경부암 0기'라고 진단되고, 운이 나쁘면 자궁을 들어내 버린다.

게이오 대학병원에서 나는 자궁암을 방치한 환자 10여 명의 경과를 최장 20년 이상 진찰했다. 상피내암(0기)이라고 진단받은 여러 사람의 병변은 결국 사라졌다. 스웨덴 연구에서도 자궁경부 상피내암의 99퍼센트는 사라져버린다고 추정하고 있다. 이를 해석해보면 0기 암은 대개 성행위가 원인인 인유두종 바이러스 감염이라는 결론이 나온다. 결국 만성감염증이라는 것이다. 최근 나는 자궁경부암 0기라고 진단받은 환자에게 "그냥 종기라고 생각하라"고 말해주고 있다.

그래도 우리 아이에게 주사를 맞힐 것인가

하지만 일본 의료계는 인유두종 바이러스 백신을 '암 백신'으로 둔갑시켜 여중생을 대상으로 예방접종을 시작했다. 그 결과 심각한 부작용이 속출했다. 몸이 쑤시고 아픔(통증), 실신, 두드러기, 발열, 구토, 두통, 현기증, 권태감, 감각 마비, 혈압 저하, 전신의 쇼크 증상인 아나필락시스에 의한 호흡곤란, 청색증(혈액 속 산소 농도가 떨어져 손톱이나 입술이 푸른색이나 자주색으로 보이는 증상), 뇌파 이상 등. 난치병인 근육 무력증, 길랭바레 증후군(Guillain-Barre syndrome, 운동신경 장애로 손발이 움직이지 않게 되는 병) 등이 덮쳐 계속 고통 받는 아이도 있다.

2009년부터 3년간 전국에서 연 829만 회의 인유두종 바이러스 백신 접종이 이루어졌고, 후생노동성이 파악하고 있는 부작용 사례만 해도 1,926건에 달한다. 이 중 증상이 심한 경우만 861건이나 된다. 백신을 맞고 몇 주 후부터 상태가 나빠진 경우도 많고, 부작용을 알아차리지 못한 성인들도 있다. 게다가 의료 기관들은 처음에 후생노동성에 부작용을 보고하지 않았다. 2013년 4월 예방접종법이 개정되고서야 보고가 의무화되었기 때문에 실제 피해자 수는 표면에 드러난 것보다 몇 배나 더 많을 것이다.

후생노동위원회 질의에서는 한 국회의원이 다음과 같이 추궁했다. "인유두종 바이러스 백신으로 매우 심각한 부작용을 겪은 피해자가 10만 명당 31.2명이나 된다. 그런데 기대 효과는 10만 명 중 세 명에 불과하다. 만일 암이 될 우려가 있는 병변으로 옮았다고 해도 적절한 치료로 거의 100퍼센트 치유된다. 즉각 백신 접종 중지를 요구한다." 하지만 후생노동성은 2013년 6월 "국민에게 적절한 정보를 제공할 수 있을 때까지 정기 접종을 적극적으로 권장해서는 안 된다"고만 발표했다.

31

파일로리균을 없애도 진짜 암은 못 막는다

예방 효과는 미지수

위암은 일본인이 가장 많이 걸리는 암으로, 연간 사망자 수가 약 5만 명에 달한다(폐암은 그다음으로 2위). 세계에서도 매년 대략 100만 명이 위암으로 사망하고 있다. 이 같은 위암의 예방법과 치료법으로 으레 손꼽히는 것은 '파일로리(pylori)균 박멸'이다.

WHO 국제암연구기관은 2014년에 "전 세계 위암의 약 80퍼센트는 파일로리균의 만성적인 감염이 원인으로, 이를 없애면 위암 발병을 30~40퍼센트 감소시킬 가능성이 있다. 단, 이때 항생물질의 내성균이 늘어날 위험이 있다"고 보고했다.

일본에서는 2013년부터 내시경으로 만성 위염이 발견된 사람의 파일로리균을 없애는 치료에 건강보험을 적용했다. 한편 후생노동성은 "위암은 흡연이나 식생활에도 상당히 큰 영향을 받고, 파일로리균을 약으로 없애는 치료는 부작용이나 위암 예방 효과를 예측할 수 없으므로 신중하게 시행해야만 한다"고 발표했다.

WHO도 후생노동성도 '발병을 감소시킬 가능성이 있다' 내지 '예방 효과는 미지수'라고 모호하게 발표한 까닭은, 파일로리균을 없애서 막을 수 있는 것은 점막내암(내가 말하는 '유사 암')뿐이며 죽음에 이르는 진짜 위암은 막을 수 없기 때문이다.

파일로리균은 위 점막에 생식하는 길이 약 4마이크로미터(0.004밀리미터)의 세균으로, 정식 명칭은 '헬리코박터 파일로리균'이다. 상하수도가 제대로 보급되지 않은 지역에서의 감염률이 높고, 일본에서는 40세 이상에서 감염자가 많이 나타나고 있다. 입을 통해 몸 안으로 침입한다고는 하지만 감염 경로는 확실하지 않다. 파일로리균에 감염되면 위 점막에 염증이 생기기 쉽고 만성 위염에서 위축성 위염으로 옮아갈 수 있다. 게다가 장상피화생(위의 점막이 장의 세포와 닮은 세포로 바뀌게 되는 것)이라는 변화가 생기면 위암의 위험이 높아진다고 한다.

파일로리균을 없애면 앞서 말한 악성 림프종(혈액 암, 림프구가 무한히 증식하는 악성종양) 중 하나가 없어진다. 단언하건대, 균을 없애기만 해도 예방하거나 치료할 수 있는 '암'은 단순한 '만성 염증'일 뿐이다.

'검진이 효과적'이라고 말하는 것은 일본뿐이다

일본에서는 20년 넘게 파일로리균을 없애는 치료가 널리 시행되고 있지만, 위암으로 사망하는 사람은 대략 5만 명으로 일정하게 추이하고 있다. 최근 30년간 위암에 걸린 사람은 남성은 인구 10만 명 중 약 100명(1,000명 중 한 명), 여성은 약 50명(2,000명 중 한 명). 사망 수는 거의 그 절반이다. 1,000~2,000명 중 한 명의 '위암 환자' 중 '유사 암 환자'를 줄이기 위해 파일로리균을 퇴치하는 항생물질을 대량으로 사용하고, 새로운 내성균을 만들고 있는 것이다.

2013년, 8년 만에 개정되어 발표된 '위암 검진 가이드라인'의 결론은 "국가 비용으로 장려할 수 있는 것은 위의 엑스선 검사(바륨 검사)뿐이다. 그 외의 위내시경 검사, 파일로리균 검사 등은 위암 검진으로 장려하지 않는다"였다. 후생노동성은 "내시경 검사나 파일로리균 검사로 위암 사망이 줄었다는 과학적 근거가 불충분하다. 치료할 필요가 없는 조기 암도 발견할 위험이 있다"고 설명했다.

위암 검진을 상세하게 시행해도 '유사 암'밖에 발견할 수 없다고 인정하는 것이다. 위암도 폐암도 '엑스선 검진에 의한 사망률 감소'를 나타내는 국제적인 데이터는 전무하다. 검진이 유효하다는 데이터가 있는 나라는 일본뿐이고, 검진을 실시하고 있는 나라도 전 세계에서 거의 일본뿐이다.

32

항생물질은 인간이 아니라 세균의 편이다

왜 감염증이 부활하는가

약을 만든 인류는 약으로 멸망할지도 모른다. 인류는 지구상에 탄생한 이래로 끊임없이 감염증의 위험에 노출되어 왔다. 그런데 새삼 '21세기는 감염증의 시대'라는 말이 돌고 있다. 세계 여기저기에서 '약의 효과가 없는 내성균'이 나타나고, 또 새로운 형태의 흉포한 감염증이 차례차례 생겨나 순식간에 국경을 넘어 퍼지고 있기 때문이다.

서아프리카에서는 에볼라 출혈열, 중동에서는 메르스(MERS, 중동 호흡기 증후군), 중국에서는 신형 폐렴 사스(SARS, 중증 급성 호흡기 증후군)가 발생했다. 일본에서는 76년 만에 뎅기열이 나타났다. 치료하기 상당히 어렵고 죽음에 이르기 쉬운 결핵이나 말라리아도 전 세계에 만연해 있다. 그 원인 중 하나는 약물과용이다.

내성균은 세균을 공격하는 항생물질뿐만 아니라 기생충(말라리아 등), 바이러스(인플루엔자 바이러스, 에이즈의 원인인 HIV 등), 진균(眞菌, 칸디다 등) 등 세균이 아닌 미생물에 의한 감염증 치료제에 의해서도 계속 생기고 있다. 2014년 WHO는 "85년간 남용한 끝에 마침내 항생물질이 효과가 없는 시대가 다가왔다. 연령이나 국가를 불문하고 가장 강력한 항생물질조차 듣지 않는 내성균이 세계적으로 확대되고 있다"며 위험을 선언했다.

페니실린으로 대표되는 항생물질은 '마법의 탄환'이라는 별명을 갖고 있다. 그 힘이 몸속 세균을 모두 죽일 만큼 강력하기 때문에 전 세계에서 콜레라, 이질, 폐렴, 결핵, 식중독, 화농(化膿) 등의 치료나 감염증의 예방에 폭넓게 사용되어 왔다. 그러나 '항생물질을 이대로 계속 사용하면 인류는 멸망한다'는 위기감이 전 세계적으로 높아지고 있다.

항생물질의 문제는 우선 공격 대상에 구분이 없다는 것. 몸속에 침입한 유해 세균뿐만 아니라 몸을 지키는 비피더스균 같은 착한 균까지 죽이면서 장속 세균의 균형을 망가뜨려 자주 설사나 장염을 일으키고 몸의 저항력도 떨어뜨린다. 게다가 내성균도 계속해서 생겨난다. 항생물질은 '정해진 시간 안에 정량을 먹거나 주사해서 혈중 농도를 일정하게 유지해 세균을 죽이는' 약이지만, 증상이 치료되면 먹지 않는 사람이 대부분이다. 그러면 본인은 나은 것 같아도 몸속에는 세균의 잔당이 곳곳에 남아 있어 항생물질에 당하지 않는 저항력을 갖춘 내성균으로 진화한다. 이를 죽이기 위해 강력한 항생물질을 사용하면 더 강력한 내성균이 생겨나는 셈이다. 이 같은 악순환 끝에 생겨난 유명한 내성균으로 MRSA(메티실린 내성 황색포도상구균)가 있다. 강력한 항생물질 메티실린(methicillin)에도 끄떡없는 이 내성균은 병원 내 감염으로 많은 입원 환자의 수명을 빼앗고 있다.

만족할 줄 알아야 한다

WHO은 황색포도상구균 등의 일곱 가지 세균에 대한 114개 가맹국의 데이터를 조사했다. 그 결과, 이전에는 효과가 있었는데 이제는 효과가 없는 항생물질이 다수 발견됐다. 예컨대 일본, 오스트레일리아, 영국, 캐나다, 프랑스 등 적어도 아홉 개국에서 임질을 막아온 '제3세대 세펨(cephem)계 항생제'가 효과가 없어져, 전 세계적으로 매년 100만 명이 임질에 감염되고 있다. 미국에서는 연간 적어도 200만 명이 항생물질 내성균에 감염되고, 2만 3,000명이 사망하고 있다는 데이터도 있다.

WHO는 "긴급하게 협조하지 않으면 지금까지 수십 년 동안 치료할 수 있었던 흔한 감염증이나 가벼운 상처만으로도 생명을 잃을지도 모른다"고 경고한다. 하지만 권위 있는 의학지 《뉴잉글랜드 저널 오브 메디슨(New England Journal of Medicine)》에는 "미국에서만 매일 51톤의 항생제가 소비되고 그 중 약 80퍼센트는 가축이나 물고기에 사용되고 있다. 때문에 항생제 사용의 금지는 어려울 것이다. 항생제를 사용하지 않으면 가축과 어류의 성장이 지연되거나 병으로 죽는 경우가 늘어나서 육류 및 어류 가격이 오르기 때문"이라는 논문이 실렸다.

'적당히'가 아닌 '배불리' 먹고 싶다는 불교에서 말하는 '정욕(情欲, 물건을 탐내고 집착하는 마음)'도 항생제 남용의 원인이 되고 있다. 이제 전쟁이라도 벌어지기 전에 인류는 일치단결해서 '소욕지족(小欲知足, 이것도 저것도 욕심 부리지 않고 만족함을 알다)'에 눈 뜰 필요가 있는 것 같다.

그러고 보니 아프리카나 동남아시아에서 삼림 개발이 진행되고, 바이러스의 숙주인 야생동물과 인간의 접촉이 느는 것도 새로운 바이러스가 출현할 위험을 높이고 있다. 교통망이 잘 갖추어진 오늘날에는 오지의 감염증도 곧바로 전 세계로 확산된다. 인간은 스스로가 구축한 풍족함에 역으로 당하고 있다.

세계 항생물질의 70퍼센트를 긁어모은 일본

지구온난화의 문제도 있다. 열대 지역을 발생원으로 하는 감염증은 대단히 많지만 지구온난화로 온대 지역에 이르기까지 감염

지역이 확대되고 있다. 기온이나 습도가 높으면 모기 등의 생식 범위가 넓어지기 때문이다. 뎅기열도 열대 바이러스에 의한 감염증이다.

일본인들은 살균을 좋아하여 일찍이 세계에 나도는 항생제의 70퍼센트를 거국적으로 사용했다. 여전히 가벼운 감기에도 항생제를 요구하고 '바이러스 감염이니까 항생제는 효과가 없다'고 의사가 말하면 화내는 사람도 더러 있다. 더 이상 내성균을 늘리지 않도록, 또 감염에 지지 않는 몸을 만들도록 우선은 '손쉽게 항생제에 의존하지 않는다'는 마음가짐이 필요하다. 또 감기나 인플루엔자에 걸렸다면 '고열이 약'이라고 생각하자. 특히 인플루엔자 바이러스는 열에 매우 약해, 체온이 39도가 되면 활동성이 뚝 떨어진다. 그 열을 도중에 내리면 모처럼 다 죽어가던 바이러스가 다시 활성화해서 비정상적으로 번식해버린다. 그러니 열은 전부 발산하는 것이 좋다.

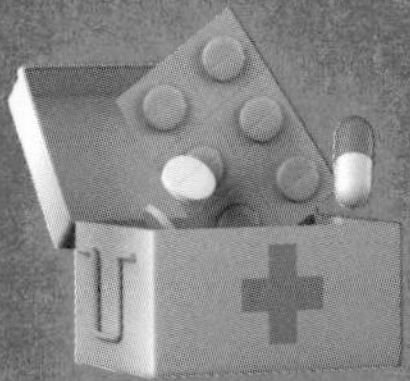

건강한 몸에 칼을 대거나 독성도 강하고 발암 가능성까지 있는 항암제를 투여하거나, 방사선을 맞거나 한다면 아무것도 안 하는 사람보다 확실하게 수명이 줄어든다. 검사로 방사선을 뒤집어쓰거나, 항암제 치료를 지속한 탓에 진짜 암에 걸려 사망하게 된 사람도 상당수 있을 것이다. 결국 '암은 조기 발견 · 조기 치료'라고 말하는 것은 씻을 수 없는 범죄를 저지르는 것임에 틀림없다.

PART 5

무서운 것은 암이 아닌 암 치료

33

조기 발견·조기 치료는 범죄 행위다

건강한 사람이 필요 없는 치료를 받고 있다

지난 몇 년간 서양에서는 '암도 아닌 사람을 검진으로 캐내서 무의미하고 유해한 치료를 하는 것은 이제 그만두자'는 커다란 움직임이 일고 있다. 미국에서는 갑상선암 발견 건수도 점점 많아져 1975년에는 10만 명당 다섯 명이었던 환자가 2010년에는 14명으로 세 배나 증가했다. 하지만 최근 35년간 사망자는 10만 명당 매년 0.5명 그대로다. 결국 예전보다 세 배 많이 발견된다는 '갑상선암' 대부분이 '유사 암'이라는 말이다.

한국에서는 국가가 갑상선암 검진을 공인했더니 그 발견 빈도가 15배에 달했다. 하지만 사망률은 역시 달라지지 않았다. 잠재적으로 전이될 가능성이 있는 진짜 갑상선암은 조기에 발견해서 치료해도 나을 리가 없는 것이다.

미국에서는 '암이라는 이름의 무해한 종양(유사 암)'이 해마다 관심거리가 되어 2013년 미국 국립암센터는 "비침윤성 유방암이나 전립선 상피 내 고도종양형성(상피내암) 등을 암이라고 부르는 것은 그만두어야 한다. 죽을 위험은 없는데 암이라는 말이 미치는 영향이 환자를 공포에 떨게 만든다. 다른 이름을 생각하자"며 미의사회지에 제안했다.

이런 암 치료는 불필요하다

스위스 의료위원회는 2014년 유방촬영진단기 폐지를 권고하고 있다. 이유는 '검진으로 유방암 사망을 줄일 수 있다'고 일컫는 데이터는 오래되었거나 신빙성이 모자란다고 판단했기 때문이다. 생검(응어리에 침을 찔러 조직을 채취해 현미경으로 조사하는 것)으로 함부로 몸에 상처를 입히거나 수술, 항암제 등의 불필요한 치료를 하는 등의 피해도 크다.

실제로 캐나다에서는 유방촬영진단기로 검사를 받은 여성 약 4만 4,925명을 25년간 추적 조사했더니 '유방암이라고 진단받은 484명 중 106명은 과잉 진단으로 불필요한 치료를 받고 있다'고 판명되었고, 세계 10대 연구를 정리해 분석한 논문《고클랭 리뷰》도 '유방촬영진단기는 유방암 생존율에 영향을 미치지 않는다'는 결론을 내렸다. 미국 국립암센터는 '갑상선암, 전립선암, 폐암에 대한 과잉 진단도 많이 일어나고 있으며, 그런 진단을 받으면 불필요한 치료를 받게 되기 쉽다'고 발표했다.

유방촬영진단기를 이용해 유방암이라 진단하고 필요 없는 유방 절제나 온존 요법, 항암제, 호르몬제, 방사선 등의 치료를 받도록 하는 경우는 수백만 건이 넘는다. 일본도 해외도 마찬가지다. 남성도 전립선의 이형상피를 '암'이라 진단받고 전립선을 적출해 기저귀를 뗄 수 없는 사람이 여럿이다. 건강한 몸에 칼을 대거나 독성도 강하고 발암 가능성까지 있는 항암제를 투여하거나, 방사선을 맞거나 한다면 아무것도 안 하는 사람보다 확실하게 수명이 줄어든다. 검사로 방사선을 뒤집어쓰거나, 항암제 치료를 지속한 탓에 진짜 암에 걸려 사망하게 된 사람도 상당수 있을 것이다. '암은 조기 발견·조기 치료'라고 말하는 것은 씻을 수 없는 범죄를 저지르는 것임에 틀림없다.

조기 발견의 함정

임산부는 특히 암 검진 등을 절대로 받지 말자. 임신 중에 검사를 하면 호르몬 때문에 실제로는 암이 아닌데 유방암이나 자궁경부암으로 진단받는 경우가 자주 있다. 내가 상담한 환자는 임신 8개월 때 유방암 진단을 받았는데, 초음파로 오른쪽 유방에 2센티미터 조금 안 되는 응어리와 그보다 작은 응어리가 발견되었다. 만

일을 위해 생검을 실시하고 '암'이라는 진단을 받은 다음 국부마취를 거쳐 두꺼운 침을 찔러 조직을 채취한 뒤 다시 검사를 했다. 그러고는 담당 의사가 "다시 상세하게 조사해볼 필요가 있지만 우선 항암제를 사용하고 경우에 따라서 빨리 제왕절개를 한 뒤 유방암 수술 일정을 결정하자"고 했단다. 곧 아이를 낳아야 하는 때에 '암'이라는 선고를 받고, 제왕절개라거나 출산 후에 유방을 자른다거나 하는 말을 듣는다면 얼마나 큰 충격에 빠질 것인가.

나는 "안심하라"며 "임신 중에는 유방암이나 자궁암으로 혼동하기 쉬운 병변이 생기기 쉽기 때문에, 신중하게 판단할 필요가 있다. 또 일반적으로 초음파로만 발견한 것은 비록 세포 진찰로 암이라고 진단받아도 생명과 관련 없는 유사 암이 대부분이다. 어쨌든 건강한 아이를 낳은 뒤에 다음 기회에 진찰받을 것을 권한다"고 전했다.

또 임신 중에 발견된 '자궁경부암'도 많다. 자궁경부암에는 편평상피암과 선암이 있는데, 둘 다 상피 내에 머물러 있으면 99퍼센트 유사 암이다. 일본에서는 암이라고 부르지만 서양에서는 만성 질환으로 취급한다. 그러나 의사는 깊숙한 곳까지 검사하고 싶어 한다. 자궁경부를 원뿔 형태로 절제해서 조직에 조금이라도 암이 있다면 '침윤(주위 조직까지 증식)하고 있다'며 제왕절개와 동시에 자궁을 적출하거나 출산을 포기시키기도 한다. 임신 중 자궁에 칼을 대면 수술 중이나 후에 출혈이 커져, 유산이나 조산의 위험이 높아진다. 어떤 수술이라도 단호하게 거부해야 한다.

자궁경부암은 30대 전후에 자주 발견되지만 대개 상피내암에 불과하므로 사망률은 낮다. 하지만 젊은 시절에 자궁경부암이라 진단받고 치료받은 뒤 '나는 조기 발견 덕분에 치유되었다'고 굳게 믿는 여성들은 검진이나 자궁경부암 예방접종을 권장한다. 그런 이야기에 쉽게 현혹되지 않기를 바란다.

34

항암 치료를 받지 않았다고 후회하는 사람은 없다

치료를 받고 후회하는 사람이 너무 많다

최근 잡지나 텔레비전 방송에서 의사끼리의 대담에 몇 번 참여했다. 매우 인상 깊었던 것은 "치료를 후회하는 사람이 너무 많다. 수술이나 항암제 치료를 너무 많이 받으면 비참해진다"는 84세 현역 호스피스 의사 오노데라 도키오의 말이다. 오노데라는 외과의로서 5,000명 이상의 암 환자를 치료하고, 미국에서 간 이식에도 관여했으며, 도립병원장을 거쳐 호스피스 의사로 옮긴 베테랑 중의 베테랑이다. 지금까지 지켜본 말기 암 환자는 2,500명이 넘는다고 한다.

오노데라 씨는 외과의로서 집도했던 실제 체험을 통해 나의 '유사 암 이론'과 거의 같은 결론에 달하고 있다. "암은 발생했을 때부터 운명이 결정된다고 말해도 좋다. 수술해도 안 되는 것은 안 되고, 수술하지 않아도 느긋한 형태의 암이라면 장수한다." "암은 방치한다고 전이되는 것이 아니다. 전이될 암은 어차피 전이된다. 수술로 전이를 막을 수는 없다." 이런 결론에는 자신의 힘든 경험이 밑받침되었다고 한다. 외과의 시절, 위암 절제 수술 중에 때마침 직경 1센티미터 췌장암을 발견했단다. '이 정도로 작다면 치료되겠지' 싶어 절제했지만 1년 만에 췌장암이 재발해 환자는 사망하게 되었다.

"항암제를 여기저기 맞아서 만신창이가 되어 호스피스에서 죽는 환자가 가장 비참하다"고 말한 사람도 오노데라 씨다. "항암제 치료를 받고 후회하고 있는 사람은 많다. 반대로 '받았으면 좋았을걸' 하고 후회하는 사람은 한 명도 없다. 항암제 치료를 받지 않은 환자는 부작용 때문에 괴로워할 일도 없고, 치료 경과도 안정적이기 때문이다." 효과 없는 항암제도 엄청나게 많다고 쓴웃음을 지었다.

예를 들면 외과의 시절, 위나 대장 등 소화기 암 수술을 받은 환자 10명 이상을 본인 또는 가족들의 희망에 따라 항암제를 적극적으로 사용하는 화학요법 진료과에 소개했으나 효과를 경험한 환자는 한 명도 없었다. 또 최근 호스피스 입원 환자 중 항암제 치료를 받은 적이 있는 환자 가운데 의사에게 보내는 소개장에 '효과'라고 씌어 있던 160명을 조사했더니 '유효'인 경우는 불과 여섯 건으로 그것도 '일시적'인 것에 지나지 않았다. 그 중에서도 특히 항암제를 두세 번씩 바꿔가며 치료한 80명 중 항암제를 바꿨더니 효과가 있었다는 예는 하나도 없었다.

과잉 치료를 하지 않는 의사가 늘고 있다

'암이 진행되고 있어도 할 수 있는 치료는 어떤 것이라도 하는 것이 최선'이라고 굳게 믿는 의사와 '마지막까지 포기하지 말고 뭐라도 해주는 것이 좋은 의사'라고 깊이 믿는 환자도 문제다.

"의사는 환자에게 정직하게 말해야 한다. 항암제를 사용해도 암이 치료되지는 않는다는 것, 생명을 연장한다고 해도 고작 몇 개월이 전부라는 것, 생명 연장 효과가 있는 예가 없지는 않지만 그 비율은 상당히 낮다는 것, 부작용으로 대단히 힘들다는 사실을 모두 제대로 전한 다음 환자에게 판단을 맡겨야만 한다."

암의 고통을 누그러뜨리는 '완화 케어' 분야에서는 오노데라 의사처럼 과하게 치료하지 말 것을 주장하는 의사가 늘고 있다. 이런 인식이 점점 널리 퍼지길 바란다.

35

아파서 참을 수 없을 때만 진통제를 먹어라

'암 방치 요법'의 세 가지 기준

내가 주장하는 '암 방치 요법'을 지레짐작하는 사람들은 자주 '암은 모두 어떤 일이 있어도 내버려두는 요법'이라고 생각한다. 하지만 그것은 오해다. 누차 말했듯이 암 방치 요법은 위암, 폐암, 유방암 등 덩어리를 만드는 고형암에 대한 대처법이다. 일본인이 걸리는 암의 90퍼센트는 고형암이다. 암 방치 요법의 기본 지침은 이렇다.

- 자각증상이 없는 상태에서 검사를 통해 발견한 것은 대개 유사 암이므로 잊고 산다.
- 진짜 암이라면 온몸에 전이할 가능성이 있으므로 수술이나 항암제는 무의미하다.
- 고형암은 가능한 한 가만히 두고, 만일 통증이 생긴다면 이를 누그러뜨리는 완화 케어(종양으로 막혀 있는 것을 확장기로 넓히거나 방사선으로 개통시키거나 진통제를 사용하는 것 등)를 하는 것이 좋다. 그것이 가장 평온하게 오래 살 수 있는 방법이다.

내버려두면 마지막까지 고통 없이 촛불 꺼지듯 죽게 되는 암은 많다. 특히 위암, 간암, 식도암, 자궁암의 경우 수술이나 항암제 치료를 하지 않으면 대부분 마지막 순간까지 통증 없이 평온하게 생활할 수 있다.

통증을 완화하는 방법

통증은 암세포가 장기 밖으로 나와 신경을 침범했을 때 생긴다. 그럴 때는 통증을 약으로 억제하는 방법이 필요하다. 통증을 잘 조절하면 기력이 샘솟고 식욕이 생기며 생명 또한 연장된다.

1단계: 진통제 아세트아미노펜을 하루 4~6회 먹어본다

이 약은 약국에서 구입할 수 있다. 약사에게 "아세트아미노펜(acetaminophen) 100퍼센트 진통제 주세요"라고 말하면 준다. 아세트아미노펜은 요통이나 신경통 등의 통증으로 고통스러울 때 진통제로도 권장한다.

2단계: 의사에게 의료용 마약을 처방받는다

아세트아미노펜이 효과가 없다면 우선 인산 코데인(codeine)

이라는 약한 마약을 시험해보자. 이 약은 의료용 마약이기 때문에 의사의 처방이 필요하다는 점에 주의할 것.

3단계: 모르핀계 약물을 시험한다

1, 2단계 모두 소용이 없다면 모르핀 계통의 약물을 써보자. 모르핀이라고 하면 중독부터 겁내는 사람이 많지만, 약으로 먹을 때에는 혈중 농도를 조금씩 올리기 때문에 중독은 전혀 걱정하지 않아도 된다. 구역질이나 변비 등 부작용이 심할 때나 모르핀이 그다지 효과가 없을 때는 의사와 상담해서 모르핀과 거의 같은 작용을 하는 '펜타닐(fentanyl)' 패치(붙이는 약)를 시험해본다. 가슴, 복부, 위팔, 넓적다리 등에 한 번 붙이면 72시간 동안 효과가 지속되어 외출 시에도 편리하게 이용할 수 있다.

모르핀이나 펜타닐은 오피오이드(opioid)라고 불리는 종류의 약으로, 신경세포에 있는 '오피오이드 μ(뮤) 수용체'라는 단백질에 결합해서 이 수용체를 활성화시킨다. 이 수용체는 신경의 움직임을 강력하게 억제하는 역할을 하기 때문에 통증을 멈출 수 있다. 다만 펜타닐의 진통 효과는 모르핀의 100배를 상회하며, 호흡 억제 효과가 과도해질 때가 있어 일본에서는 모르핀을 어느 정도 사용하고 난 뒤에 쓰도록 정해져 있다.

36

선진 의료에는
사기가 많다

유전자 치료 효과가 인정된 사례는 없다

지금까지 도대체 얼마나 많은 '최첨단 의료' '선진 의료'가 사람들의 기대를 모으고 큰돈을 긁어모은 후 그 기대를 저버렸을까.

500만 엔이나 들인 유전자 치료를 둘러싼 재판이 '의료 문제 변호단' 홈페이지에 소개되었다. 원고는 '암 유전자 치료'를 간판에 내건 클리닉이었다. 이곳은 홈페이지나 전단지를 통해 말기 암이라도 상당한 확률로 생명을 연장할 수 있다고 암시했다. 환자는 대학병원에서 '남은 수명이 1개월에서 수개월'이란 말을 들었지만, "암 유전자 치료를 받은 사람의 80퍼센트는 좋아진다"는 클리닉 의사의 확신에 희망을 걸고 유전자 치료를 받았다. 이 클리닉의 '암 유전자 치료'는 자유진료였다. '메인 코스' 치료비만 해도 약 500만 엔. 게다가 선불을 원칙으로 "만일 도중에 사망하여 해약해도 지불된 치료비는 반환하지 않는다"는 특약이 계약서에 명시되어 있었다. 헌데 치료를 시작하고 한 달 만에 환자가 사망하자 클리닉은 남은 치료비 절반을 지불하라며 유족을 고소한 것이다.

유전자 치료는 암 억제 유전자나 인터페론(interferon, 바이러스 등에 감염되었을 때 백혈구, 림프구 등에서 만들어지는 물질) 등을 활용하는 치료법이지만, 아직 연구가 진행 중이라 치료 효과를 확실하게 인정받은 경우는 일본에도 미국에도 없다. 유족은 법률 상담을 받은 뒤에야 처음으로 이 사실을 알았다. 그들은 재판을 통해 클리닉의 소비자계약법 위반(치료 효과에 대한 설명이 불성실하고 불리한 사실은 보고하지 않는 것)을 들어 계약을 취소하고, 치료 효과 등의 '설명 의무 위반' 등을 주장했다. 클리닉은 선전에 사용하고 있던 암 유전자 치료 효과를 강조한 자료를 제출하지 않은 채 환자에게 설명을 불충분하게 했음을 인정하고 유족과 화해했다.

면역요법 또한 효과가 입증되지 않았는데 치료비로 1,000만 엔 이상 청구하는 사례가 발생하는 사기의 온상이다. 이와 관련하여 환자가 병원 측을 설명 불충분으로 고소하여 재판이 진행 중이다.

나쁜 세포만 공격하는 것은 불가능하다

후생노동성은 폐암에 효과적이고 부작용이 적다고 선전한 '이레사(Iressa)'를 세계에서 가장 먼저 인가했다. 이레사는 '꿈의 분자표적치료제'로 발매되었다. 그러나 3년 동안 588명이 부작용으로 목숨을 잃었고, 소송이 일어난 후에도 '100명 중 열 명 이상에게 폐 장애 등의 중대한 부작용을 일으켰고, 100명 중 일곱 명이 사망했다. 생명 연장의 효과는 없고 환자 70퍼센트는 수명이 줄어든다'는 실태가 후생노동성에 보고되었다. 해외에서는 일찌감치 이레사의 심각한 부작용이 지적되었는데도 일본의 학회, 병원, 제약회사, 국가는 일치단결해서 장점만 선전한 것이다.

작사가 나카니시 사츠는 '식도암을 양자선으로 치료했다'며 주목을 받았다. 엑스선을 사용한 종래의 방사선 치료에 비해 양자선이나 중립자선에 의한 '입자선 치료'는 몸속 깊은 곳까지 최고치의 방사선이 들어오기 때문에 항암 효과도 높은 편이었다. 그러나 방사선 치료 장치의 정밀도도 높아지고 있어서 치료 성적은 어느 데이터를 봐도 크게 다르지 않다. 그런데 중립자선은 워낙 강력해 정상 세포에 큰 충격을 주기 때문에 턱뼈가 녹아서 구멍이 뚫리는 등의 심각한 후유증이 나타난다. 그런데도 양자선, 중립자선 모두 건강보험이 적용되지 않기 때문에 치료비는 자비로 300만 엔이나 된다. 선진 의료는 사기투성이라는 사실을 마음에 새겨두자.

37

민간요법,
부작용부터 알아봐라

토마토, 정말 효과 있을까

그렇다고 해도 인간은 무언가에 의지하지 않으면 살아갈 수 없는 존재다. 나도 환자와 대화하면서 언제나 통감한다. 암을 방치하기로 정했다면 평소처럼 지내고, 영양이 풍부하고 맛있는 음식을 먹고, 인생을 즐기고, 고통만큼은 억제하는 것이 가장 충실한 인생을 보내는 비결이다. 하지만 많은 환자들은 "온열요법에 대해 어떻게 생각하시나요?" "고농도 비타민 주사는 효과가 있나요?" "지인이 이 한방약이 좋다고 보내주셨는데 효과가 있을까요?" "현미 채식은 어떤가요?" 같은 질문을 건네오며 효과가 증명되지 않은 민간요법에 손을 대려고 한다.

나는 그들에게 늘 "암을 치료한다고 주장하면서 돈을 받는 요법은 전부 사기다. 의사가 당당하게 시행하는 면역요법이든 한방약이든 마찬가지다"라고 말한다. 애당초 민간요법에 빠지는 원인은 대개 '효과가 있다' '치료됐다' '암이 사라졌다' '수명이 길어졌다'는 개인적인 체험담에 이끌려서다. 하지만 설령 '토마토 덕에 진행 중이던 암이 사라졌다'는 체험담이 있다고 해도 그게 정말 토마토 덕분인지는 본인도 알 수 없는 일이다. 암 진단에도 실수가 많다. 따라서 처음부터 그 사람에겐 암이 없었을 수도 있다.

어떤 요법이든 부작용을 알아보는 것이 먼저다

투병 중인 사람들을 실망시켜 미안하지만, 나는 진짜 암 수술을 한 뒤 재발되고 전이되어 쇠약해졌다가 다시 건강하게 살아 돌아온 사람을 본 적이 없다. 전 세계 의학 논문을 찾아보아도 그런 '기적'이 과학적으로 증명되는 경우는 10만 명에 한두 명 정도다. 반대로 나는 치료하지 않고 상태를 지켜보던 암이 사라지거나 작아진 예는 셀 수 없을 정도로 많이 봐왔다. '암'이라고 진단을 받았어도 사실은 '유사 암'이었던 것이다. 그러므로 진짜 암은 뭘 어떻게 해도 나을 수 없다. 그리고 유사 암은 수명이나 생사 여부와 상관이 없다.

물론 환자는 치료의 주인공이다. 암 치료를 받지 않을 자유가 있듯이 자신이 원하는 요법을 받을 자유도 있다. 그렇기 때문에 나는 확실하게 위험하거나 큰돈을 요구하지 않는다면 환자가 하고 싶다는 치료에는 가급적 간섭하지 않고, 찬성도 반대도 하지 않도록 신경 쓴다.

단, 기억해두어야 할 점은 '민간요법에도 부작용은 있을 수 있다'는 사실이다. 질병에 작용하는 요법이나 한방약이 있다면 반드시 부작용도 뒤따르기 마련이다. 민간요법은 오래 지속하는 경우가 많기 때문에 해가 축적되어 심각한 사태에 이르는 경우도 있다. 만성간염 환자들이 유명한 한방약 '소시호탕(小柴胡湯)'을 복용한 지 2년 만에 88명이 간질성 폐렴을 일으키고 열 명이 사망한 적이 있다. 한방약에서는 그 밖에도 많은 사망자가 나오고 있다. 내 환자 중 한 명은 나무껍질 엑기스를 복용하고 온몸의 피부가 벗겨져 사망했다.

또 암 재발이나 전이로 인해 쇠약해졌다면, 아쉽지만 남은 수명은 그렇게 길지 않다. 그런데도 수척해진 환자가 한줄기 희망을 놓지 못하고 아무 맛도 없는 것을 먹거나 무리하게 주스를 마시는 모습은 가여워 보고 있을 수가 없다. 암이 진행되어도 특별한 '요법'을 찾아 기웃거리지 말자. 평온하게, 즐겁게, 기분 좋은 시간을 많이 보내자. 그것이 존엄한 마지막이라고 나는 생각한다. 파랑새는 언제나 가까이에 있다.

38

애완동물에게
생명 연장 치료는 고문이다

약에 절어 있기는 애완동물도 마찬가지

나는 40년 동안 개를 기르고 있다. 그 중 보비라는 수컷 웰시 코기는 미숙아로 태어나 눈이 잘 보이지 않고 몸도 약했다. 그래서 나는 보비가 죽을 때까지 매일 밤 함께 잠을 자주었다. 보비는 피부암 같기도 하고 노환 같기도 한 증상으로 죽었다. 피부가 여기저기 벗겨졌지만 수의사에게 데려간 적은 없다. 진단을 받게 하고 치료를 시켜주려는 생각은 전혀 들지 않았다. 사람과 마찬가지로 애완동물의 질병도 나을 것은 저절로 낫고, 낫지 않을 것은 낫지 않는다. 그러므로 그저 놔두는 것이 좋다. 그러면 극심한 고통을 겪을 일은 없다.

보비는 휘청거리면서 13세까지 천수를 누렸다. 한편, 유방암을 방치한 상태로 17세에 평화로운 죽음을 맞이한 비글 한 마리도 있었다. 그 비글은 암 덩어리가 발견되고 나서 10년, 인간으로 치면 40년 정도 치료 없이 평소처럼 살았다. 큰 부상의 치료를 제외한 대부분의 애완동물 의료 행위는 고문 혹은 폭력 행위다. 인간은 스스로 병원에 찾아가고 힘든 치료도 스스로 감내한다. 그러나 애완동물은 '치료'의 의미를 모른다. 몸을 여기저기 짓누르며 갖가지 검사를 하는 것도, 주사를 놓는 것도, 약을 먹여 부작용에 시달리게 하는 것도 단순한 학대에 지나지 않는다.

법률상 애완동물은 사람의 소유물로, 가구나 자동차 같은 취급을 받지만 생각하는 능력과 감정이 있다. 그래서 나는 그 아이의 기분이나 자유를 가능한 한 존중한다. 그러나 많은 다른 애완동물들은 인간보다 더 자주 무의미한 치료의 희생양이 되어 많은 약을 복용하게 되는 일이 많다. 애완동물의 암 치료에는 인간과 같은 항암제가 사용되므로 주인은 한 번에 수만 엔을 지불한다. 치료에 효력이 있다고 검증되지도 않았다. 그러니 효과도 부작용도 알 수 없다. 또 나는 면역요법, 온열요법 등의 대체요법에 돈을 지불한다면 이는 사기에 불과하다고 말해왔는데, 애완동물의 면역요법이나 온열요법도 공공연하게 시행되고 있다.

내 세컨드 오피니언 외래에서는 애완동물 상담도 하고 있다. 하루는 귀에 종기가 생긴 고양이를 데려온 주인을 만났다. 촉진해보니 양성종양으로 암의 가능성은 반반 정도였다. 어느 쪽이라고 해도 아무것도 치료하지 않아야 건강하게 오래 살 수 있다고 말했다. 그러나 수의사는 시종일관 "암의 위험이 있으니 수술하자"고 했고, 수술 전후 검사나 약값을 포함하면 치료비는 100만 엔이 넘는다고 했다. 큰돈을 내가며 사랑하는 강아지나 고양이를 고문하는 일이 줄어들기를 바라며 애완동물의 건강관리, 그리고 자주 관찰할 수 있는 증상과 그 치료에 대한 내 나름의 지침을 소개한다.

1. 체온, 심박, 호흡수 측정은 필요 없다

지난 40년간 개 네 마리의 체온, 심박, 호흡수를 측정한 적은 없다. 건강한지 아닌지, 이상이 있는지 없는지는 상태를 보면 알 수 있다. 게다가 평소 측정치는 상당히 부정확하기 때문에 급할 때 측정해도 별 의미가 없다. 평소 측정할 시간이 있다면 안고 쓰다듬어주는 편이 낫다.

2. 토해도 놀랄 필요는 없다

구토는 몸에 나쁜 것을 밖으로 내보내려고 하는 반응이다. 개나 고양이는 자주 토한다. 몸의 조절 시스템으로, 자연이 준 지혜다. 구토가 계속되어도 너무 축 늘어지지 않는 한 지켜본다. 언제라도 물을 마실 수 있도록 해두자. 필요할 때 스스로 마신다.

3. 설사는 그냥 놔둬도 괜찮다

구토와 마찬가지로 설사도 대부분은 몸에 나쁜 것을 배출하려는 반응이다. 멈추게 해서는 안 된다. 언제라도 물을 마실 수 있게 해두면 필요할 때 스스로 마신다. 애완동물도 인간도 설사가 중증 감염증, 중독, 암, 장의 염증에서 올 가능성이 전혀 없는 것은 아니다. 하지만 우선은 자연에 맡긴다는 마음가짐이 중요하다. 중독이나 중증 감염증이라면 계속해서 설사를 해서 나쁜 것을 배출할 필요가 있다.

4. 열이 나면 해열제부터 먹이지 마라

개와 고양이의 평상시 체온은 원래 높고 감염증으로 인한 열이라면 머지않아 떨어지므로 우선 지켜보자. 열사병의 가능성이 있는 경우는 언제라도 물을 마실 수 있도록 해둔다. 열이 좀처럼 떨어지지 않아도 잘 지낸다면 괜찮다. 덧붙여 말하자면 인간의 발열 원인은 대부분이 감기 등의 감염증이다. 앞에서 설명한 것처럼 그때 해열제를 먹으면 오래가기 때문에 약은 먹이지 말자.

5. 통증은 자연스러운 것이다

애완동물이 아프면 불쌍하다. 다리를 질질 끌거나 어딘가를 마구 핥거나 하면 수의사에게 통증을 없애달라고 하기도 한다. 그러나 아이에게 편두통이나 요통이 드물다는 데서도 알 수 있듯 성인의 통증은 대개 노화 현상이다. 참을 수 있는 통증을 참지 않으면 이 책에서 반복해서 경고하듯 약에 절어 사는 인생으로 빠져들게 된다.

6. 마지막 순간에는 될 수 있는 한 함께 있어줘라

내버려두기를 좋아하는 아이, 어루만지기를 좋아하는 아이 등 애완동물의 성향은 각각 다르므로 '그 아이의 기분'에 따라 마지막은 될 수 있는 한 함께 있어주자.

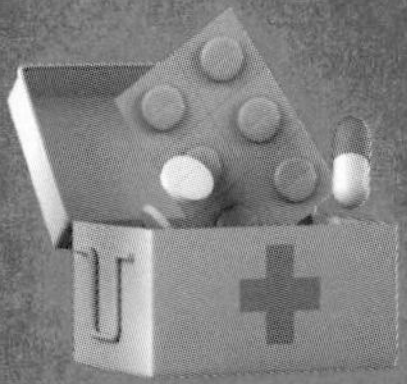

2014년 WHO 세계보건총계에 따르면, 일본과 스위스, 프랑스는 모두 세계 장수 국가 순위에서 상위권을 차지하고 있다. 그런데 이상한 점이 있다. 스위스 사람들도, 프랑스 사람들도 단것을 지극히 좋아한다는 사실. 그런데도 세 나라 모두 비만국 순위에서는 20위권 밖, 당뇨병인 사람도 많지 않고 세계에서 손꼽는 장수 국가다. 마치 영양과 건강 상식이 뒤집힌 것 같은 모습이다.

PART 6

내 몸의 힘을 살리려면 이것만은 알아두자

39

간식 시간이 수명을 늘린다

카페인은 정말로 몸에 나쁜가

일본의 '오후의 간식(三時のおやつ)'에서부터 영국의 '오후의 차(afternoon tea)'까지 어느 나라에나 존재하는 간식 시간은 아이부터 어른까지 모두 즐길 수 있는 즐거운 시간이다. 나도 오후 간식을 좋아해 일하는 틈틈이 케이크를 먹거나 서점에 간 김에 디저트 가게에 들러 크림 안미쓰(あんみつ, 우뭇가사리로 만든 젤리 위에 단팥을 올린 디저트. 떡, 아이스크림, 과일 등을 올리기도 한다 – 옮긴이)를 먹거나 한다. 특히 집중해서 의학 논문을 읽거나 외래가 붐벼서 머리를 과도하게 사용해 멍한 것 같을 때 먹는 간식은 뇌에 활력을 준다. 단맛은 몸속에서 바로 포도당으로 바뀌어 뇌의 에너지가 되기 때문이다. 뇌가 만족하면 마음도 누그러진다.

차나 커피에 함유된 카페인은 중추신경계에 직접 작용하기 때문에 뇌를 깨우는 역할을 한다. 그래서 잠기운이 날아가 머리가 맑아지고 집중력과 의욕이 샘솟는다. 원기 회복 효과도 높아 올림픽 등의 스포츠 경기에서는 혈액 1리터당 12밀리그램 이상의 카페인이 검출되면 도핑이라고 간주될 정도다. 물론 이는 시합 30분 전에 여섯 잔 정도의 커피를 마셨을 때의 카페인 양과 맞먹는다. 또 카페인은 혈관에 영향을 미치고, 신장의 혈류량도 늘려주어 소변이 자주 나오게 한다. 여기에 기관지를 넓히고 위산 분비를 높이는 효과도 있다.

여유를 되찾는 것이 장수의 기본

2014년 WHO 세계보건총계에 따르면 일본(84세)과 스위스(83세), 프랑스(82세)는 모두 세계 장수 국가 순위에서 상위권을 차지하고 있다. 그런데 이상한 점이 있다. 스위스 사람들도, 프랑스 사람들도 단것을 지극히 좋아한다는 사실. 국민 1인당 연간 초콜릿 소비량만 봐도 스위스는 세계에서 가장 많은 10킬로그램, 프랑스도 7킬로그램이다. 일본인은 연간 2킬로그램. 스위스도 프랑스도 일본인의 3~5배나 많은 양의 초콜릿을 먹는다. 밀크 초콜릿의 영양 성분은 열량이 100그램당 558킬로칼로리, 탄수화물 55.8그램, 지방 34.1그램, 단백질 6.9그램으로 당당히 고칼로리·고당질·고지방이다. 그런데도 세 나라 모두 비만국 순위에서는 20위권 밖, 당뇨병 환자도 많지 않고 세계에서 손꼽는 장수 국가다. 마치 영양과 건강 상식이 뒤집힌 것 같은 모습이다.

그러고 보니 스위스는 인스턴트커피를 보급시켰고, 프랑스는 카페 문화의 나라로 모두 엄청나게 커피를 좋아한다. 단맛과 카페인을 즐기며 생기와 여유를 되찾는 것이야말로 건강한 장수의 기본일지도 모른다. '헛수고를 하다(無茶をする)'라는 일본어의 어원은 '차 마실 시간도 아까워 일을 하는 것'이다.

물론 간식이 과하지 않도록 조심해야 한다. 나는 작년에 바나나와 휘핑크림을 스펀지 생지에 올려주는 특대 바나나오믈렛 케이크에 푹 빠졌다. 수개월 동안 하루에 세 개까지 먹어치우며 행복한 하루하루를 보냈다. 하지만 순식간에 벨트 구멍이 두 개나 늘어날 만큼 배가 불룩해지고 몸이 힘들어져서 오믈렛과 단호히 이별했다. 스위스 사람은 초콜릿을 대량으로 먹어도 왜 뚱뚱하지 않은지 밝히고 싶다.

40

우울증은
속을 비우면 좋아진다

자살 충동엔 속을 비워보자

'우울증의 시대'라는 말을 자주 듣는다. 우울증에 걸리면 끝없이 기분이 침울해진다. 아무 의욕도 생기지 않는다. 세수하는 것조차 귀찮다. 누군가와 얼굴을 마주하는 것도 괴롭다. 그렇게 우울할 땐 우선 약에 손대지 말고 속을 깨끗하게 비워보자.

작가 소노 아야코와의 대담 때였다. 그녀는 젊을 때 시력이 0.02밖에 안 되는 것을 두고 오랜 기간 끙끙 앓으며 계속 우울해 있었다고 한다. 그런데 업무 차 터키에 방문했을 때를 계기로 단숨에 치료되었다고 한다.

"우선 비행기를 타고 이스탄불에 내려 차로 500킬로미터 정도 달려 앙카라에 갔는데, 도중에 휴게소도 아무것도 없었다. 길도 나쁘고, 혼잡하고, 예정 시간이 한참 지났는데 도착하지 못했다. 그때 먹을 것만 생각하는 나 자신을 깨달았다. 그때까지 몇 년 동안이나 계속 '눈이 보이지 않으니까 죽고 싶다'고만 생각했는데, 타국에서 차가 언제 목적지에 도착할지 알 수 없게 되니 생각나는 것은 단 하나 '밥은 언제 먹을 수 있을까?'뿐이었다. '아, 자살을 원하는 마음은 진짜가 아니었구나' 하고 스스로를 비웃게 되자 치료되었다. 우울증 환자에게는 아무것도 먹지 않도록 하는 것이 좋다고 생각한다"

어이없는 이야기였기 때문에 나도 무심코 웃고 말았다. 죽고 싶어진다면 단식을 해보자. 물 외에는 아무것도 먹지 않고 철저하게 속을 비우자. 그리고 머릿속이 온통 먹을 것으로 가득 차게 되었을 때, 구운 고기를 먹자. 채소도 함께 구워 영양 밸런스를 맞추면 더욱 좋다.

고기를 먹으면 건강하게 장수한다

구운 고기의 장점은 기력이 솟는 성분이 많이 함유되어 있다는 것이다. 특히 소고기에 함유된 양질의 단백질은 소화 흡수력이 뛰어나고, 기력과 체력 회복에 효과적이다. 또 소고기에 듬뿍 함유된 '헴철(heme iron)'은 톳이나 시금치 같은 식물성 식품의 철분보다도 훨씬 흡수율이 높다. 철분은 혈액 속의 헤모글로빈을 증가시키기 때문에 몸속 구석구석에 도달하는 산소도 늘어나 뇌도 산뜻해진다.

구운 고기나 스테이크를 먹으면 흡족한 기분이 든다. 이것은 소고기의 살코기에도 비계에도 마음을 안정시키는 세로토닌의 원료인 트립토판(tryptophane)이나 뇌의 세포를 건강하게 하는 콜레스테롤, 뇌를 활성화시키는 아라키돈산(arachidonic acid) 등 긍정적인 기분을 만들어주는 성분이 풍부하기 때문일 것이다.

일본인의 평균 수명이 40세 전후였던 에도시대, '약 먹기'라며 소고기를 즐겨 먹었던 도쿠가와 이에야스는 16명의 소중한 자식을 얻은 뒤 75세까지 살았다. '울지 않으면 울 때까지 기다리는 두견새'라고 알려진 끈질긴 성격도 소고기의 약효일지도 모른다. 이에야스는 전쟁에 져서 맥없이 고개를 떨어뜨린 자신의 모습을 화가에게 그리게 하는 등 유머 감각도 풍부했다. 구운 고기를 다 먹었다면 침울해하고 있는 자신을 웃어넘겨 보자.

41

껌만 씹어도 몸이 젊어진다

운동하기 힘들면 껌을 씹어라

일본의 고령자들에 관한 좋은 뉴스가 있다. 70대의 체력과 운동 능력이 12년 전에 비해 평균 5세나 젊어졌다고 한다(문부과학성 2013년 발표). 건강을 위해 스포츠클럽 등에서 운동하는 사람이 늘어난 덕인 듯하다.

우리가 몸을 움직이는 것은 뇌 덕분이다. 아무리 움직이고 싶다 한들 뇌의 명령이 없다면 손가락 하나 까딱할 수도 없을 것이다. 반대로 몸을 자주 움직일수록 뇌는 바쁘게 일하며 다양한 표정을 처리하고 활성화하게 된다. 운동 능력이 젊어지는 것은 뇌가 젊어진다는 것이다. 또 운동을 통해 근육량이 늘면 혈액의 양도 많아지고, 따라서 뇌에 보다 많은 산소와 영양이 전달되어 뇌의 젊음에 영향을 준다. 또 운동 습관은 의학적으로도 치매 예방 효과가 있는 것으로 인정받고 있다.

만일 게을러서 운동을 제대로 못 하겠다면 '껌 씹기'를 하면 된다. 사실 턱 운동도 달리기나 걷기 못지않게 중요한 운동이다. 100세를 넘어서도 건강한 사람은 턱을 자주 움직여 분명하게 말하고 잘 씹어 먹는다. 각각 107세, 108세까지 장수한 쌍둥이 자매 킨 할머니와 긴 할머니도 함께 큰소리로 자주 말하고, 호쾌하게 웃었다. 또 돌아가신 그해까지 프라이드치킨이나 햄버거를 덥석 물 만큼 턱이 튼튼했다.

반대로 유동식에 의존하는 등 '씹지 않는 생활'을 계속하면 단숨에 치매로 병석에 누워 지내기 쉽다. 어금니가 빠지거나 남은 이가 잘 맞지 않는 사람이 치매율도 높다는 것을 알 수 있다. 잘 씹는 행동의 주된 효과는 다음과 같다.

- 침이 잘 나와 소화가 잘되고 위장도 잘 움직인다.
- 침에는 면역 물질, 단백질, 칼슘 등도 함유되어 있고, 입안을 닦아주는 살균 효과가 있다. 상승 효과로 구내염, 충치부터 감염증까지 만병이 멀어져 젊음과 건강이 유지된다.
- 씹을 때마다 잇몸을 마사지하기 때문에 치주염에도 잘 걸리지 않는다.
- 턱과 직접 연결된 뇌의 긴장이 풀려 스트레스 해소에 도움을 준다.
- 20개 이상의 얼굴 근육도 함께 움직이기 때문에 얼굴의 주름, 기미, 처짐을 예방한다.
- 음식을 씹어서 맛을 볼 때 오감과 운동신경이 활발히 움직

이기 때문에 좋은 뇌 트레이닝이 된다.

반대로 잘 씹지 않으면 침 분비량이 감소해 소화력이 떨어지고, 항균 작용이나 면역 작용 등도 약해진다. 또 입안이 건조하면 음식을 삼키기 힘들어 흘러들어 가는 것만 먹고 더욱더 씹지 않게 되는 악순환에 빠져버린다.

'껌 씹기'가 좋은 또 하나의 이유는 그다지 힘들지 않다는 것이다. 식사할 때 서른 번 이상 씹는 것은 많은 사람들이 일상적으로 하는 동작이며, 껌은 언제 어디서든 쉽게 씹을 수 있다. 또 껌을 씹으면 치간까지 깨끗이 청소할 수 있으며, 마른 오징어나 말린 정어리를 씹을 때보다 치아나 잇몸이 부드럽게 부딪치기 때문에 치주 질환을 예방하는 마사지로도 안성맞춤이다.

또한 껌 씹기를 시작하는 순간 침이 많이 솟아나는 것과 머리 주변이 따뜻해지는 것을 체감할 수 있을 것이다. 혈류가 높아졌다는 신호다. 제대로 껌을 씹고, 자주 수다 떨고, 크게 웃으며 장수의 길에 더 가까이 다가가보자.

42

몸을 망치는 만 보 걷기 대신 해질녘에 체조를 해라

과한 것도 부족한 것도 금물

인간은 '과한' 동물이다. 지나친 칼로리 섭취는 주의하면서도 '레몬 3,000개 분량의 비타민C' 등의 선전 문구에는 곧바로 낚인다. 몸에 좋아도 과하게 섭취하면 부담이 되기 마련인데도. 반대로 '염분 섭취가 과한 것은 좋지 않다'고 들으면 저염 간장을 조금만 사용하는데도 벌벌 떤다. 일본 후생노동성은 염분을 하루 6그램 미만으로 섭취하도록 권장하고 있다. 그러나 최근 세계 17개국 10만 명을 조사한 데이터에서 식염 섭취량이 하루 7.6그램 미만인 사람은 17.8그램 이상 섭취하는 사람보다도 사망이나 심근경색, 협심증의 위험이 높다고 보고되고 있다. 과한 섭취와 마찬가지로 지나치게 줄이는 것도 좋지 않다.

또 '체온을 올리면 면역력이 높아진다'는 말을 들으면 밤에도 늘 온열기를 몸에 지니고 다니다가 화상을 입기도 한다. 몸 표면의 온도는 잘 변하지만, 장기 등의 심부 체온은 밖에서 열을 가해도 변하지 않는다. 심부 체온이 높으면 그건 열사병에 걸린 것이다.

운동도 마찬가지다. 하루 만 보를 걷는 것을 삶의 보람으로 여기는 사람이 매우 많다. 내 지인 중에는 비만 탈출을 위해 힘차게 만 보 워킹을 계속했던 사람이 있다. 그는 워킹을 시작한 지 몇 달 만에 무릎이 상해 걸어 다니지 못하게 되었다. 본래 걸을 때는 발뿐 아니라 팔, 허리를 포함해 온몸의 관절과 근육이 균형 있게 사용된다. 그러나 대부분의 사람은 걷는 자세에 문제가 있다. 그래서 보행의 충격이 직접적으로 무릎이나 허리에 전달되거나, 다리만 무모하게 움직여 허벅지 근육이나 아킬레스건에 무리한 힘을 계속 가하게 된다. 혹서기나 혹한기에는 기후도 몸 상태를 위협하는 요인이 된다. 한 시간 이상 걸려 만 보를 걷는 게 부담스러운 사람도 많을 것이다.

체조는 해질녘에

나는 지나친 걷기 대신 자신의 몸 상태에 맞는 체조를 매일 하기를 권한다. 1928년 일본의 국민 체력 향상과 건강 증진을 위해 만들어진 '라디오 체조'가 좋은 예다. 라디오 체조는 지금까지도 매일 아침 일찍 TV로 방송되고 있다. 장소에 구애받지 않고, 기구도 필요 없이 약 3분간 열 종류 이상의 간단한 동작을 할 수 있는 효율적인 운동이다. 우선 준비운동으로 몸이 따뜻해지고 근육이 풀리고 나면 강도가 센 동작으로 넘어가고, 후반부에는 다시 몸을 정리해주기 때문에 몸에 무리도 가지 않는다.

이 체조에는 근육 운동, 스트레칭, 균형을 잡는 운동이 모두 포함되어 있어 몸의 무거운 뼈나 근육을 구석구석 골고루 움직이게 한다. 또 일상생활에서 거의 하지 않는 동작은 온몸의 뼈가 흔들리게 하며 비틀어진 몸을 바로잡아준다. 양손을 크고 넓게 저어 상체를 여는 운동은 어깨 결림을 없애주고 머리를 상쾌하게 한다. 몸을 좌우로 비트는 운동은 내장을 자극하고 변비를 해소해주며, 몸 구석구석에 혈액을 흘려보내 피부에 윤기를 더하고 혈압을 안정시킨다. 또 골격을 지탱하는 근육이 자연스럽게 단련되어 갑자기 허리를 삐끗하는 일이나 좌골신경통도 예방할 수 있다.

시간은 해질녘이 좋다. 심폐기능이나 에너지 대사가 활발한 시간대가 운동에 적합하기 때문이다. 이때 체조를 하면 식욕이 샘솟게 된다. 식사 후에도 소화가 잘된다. 밤에도 편안하게 잘 수 있다. 또한 낮 동안 앉아 있기만 하거나 서 있기만 하는 사람은 혈액순환 개선 효과도 얻을 수 있다.

43

정제된 음식이 몸에 나쁘다는 것은 소문에 불과하다

하얀 음식에 대한 비난은 오해

백설탕, 정제염, 흰쌀, 흰 빵 같은 '정제된 하얀 음식'은 근래 들어 전방위적인 비난을 받고 있다. '표백된 것' '하얀 착색' '화학적으로 합성된 것'이라고 손가락질하는 사람들이 너무 많아졌다. 하지만 그런 비난은 대부분 오해에 불과하다. 초등학교 과학 시간을 떠올려보자. 백설탕이나 정제염이 하얀 것은 색소 등의 불순물이 없어진 순수한 결정이기 때문이다. 눈(雪)은 무색투명한 수증기로 이루어진 결정이다. 그래서 표면의 미세한 요철이 빛을 난반사하기 때문에 순백으로 보인다. 유리가 산산조각으로 부서지면 하얗게 보이는 것과 마찬가지다.

또 흰쌀이나 흰 빵을 만드는 밀가루가 하얀 것은 껍질을 벗겨내기 때문이다. 속껍질을 벗긴 과일과 마찬가지로 껍질을 벗긴 쌀과 밀이 먹기 편하고, 맛있고, 소화도 잘된다.

일본에서는 에도시대 후기에 엄청난 사치품이었던 흰쌀을 서민들도 접할 수 있게 되었다. 스위스에서 1880년 출판된 『알프스 소녀 하이디』에는 하이디가 폭신폭신한 흰 빵에 감격해서 몸이 약한 할머니께 드리고, 울면서 기뻐하는 이야기가 나온다. 그 후 일본에서는 흰쌀 밥이 거의 주식이 되었고, 스위스 국민 음식인 치즈퐁듀에도 흰 빵이 곧잘 곁들여졌다. 하지만 앞서 말했듯이 일본과 스위스는 세계에서 손꼽히는 장수 국가다. 이를 종합해보면 흰쌀이나 흰 빵이 오히려 수명을 늘려주는 것이라는 생각도 해볼 수 있을 것이다.

하얀 정제 식품에는 비타민이나 미네랄이 적다는 비판도 있다. 하지만 사람이 비타민 부족으로 죽는 것은 먼 옛날에나 있음직한 일이다. 요즘엔 모든 식품이나 드링크 종류에 비타민과 미네랄이 첨가되고 있으며, 그것도 모자라 보조제로 보충하는 사람도 많다. 오히려 과다 섭취가 문제라면 문제일 것이다.

백설탕은 정말로 고칼로리인가?

정제 식품 중에서도 가장 뭇매를 맞고 있는 것이 백설탕이다. '하얀 마약이다' '중독성이 크다' '혈당 수치의 변동 폭이 심하다' '당뇨병, 혈액 산성화의 원인이다' '뼈가 흐물흐물해진다' '늙는다' '살찐다' 같은 유언비어를 의사나 영양학자 들이 나서서 여기저기 퍼트리고 있다. 재미있는 건 백설탕은 헐뜯으면서 흑설탕은 칼슘이 풍부하다고 극찬하는 사람이 많다는 점이다. 하지만 그 칼슘은 대부분 석탄 가스다. 흑설탕은 사탕수수 즙에 석탄을 넣어 산성을 중화시킨 다음 졸여서 만들기 때문이다.

사실 백설탕은 유난히 칼로리가 높은 식품이 아니다. 간식이나 요리에 사용되는 정도의 양으로 혈당치(혈중 포도당의 양)가 심하게 오르락내리락할 일은 없다. 따라서 그 정도로 당뇨병이 일어나거나 사람이 쉽게 욱하는 경우도 없다. 백설탕, 메밀가루, 밀가루, 흰쌀은 다 같은 당질이며, 열량은 모두 100그램당 360킬로칼로리 전후다. 너무 많이 먹으면 살이 찌겠지만 그건 다른 식품도 마찬가지다.

또 설탕은 당뇨병의 원인도 아니다. 애초에 당뇨병이라는 병명은 '세포가 당을 잘 흡수하지 못해서 소변에도 당이 섞여 나오는 증상'을 뜻한다. 설탕이 원인이라는 의미가 전혀 아닌데 이름 때문에 오해가 생겨나는 것이다.

설탕은 몸에 나쁘지 않다

백설탕과 혈당치에 대한 루머는 그뿐이 아니다. '백설탕은 흡수가 빠르고 혈당치가 급상승한다. 이 수치를 내리기 위해 인슐린이 너무 많이 분비돼 저혈당을 일으킨다. 이 변동이 심하면 불안, 조울증, 알코올이나 마약중독, 그 밖의 비행이나 범죄를 일으킨다' '너무 많이 내린 혈당치를 다시 올리기 위해 아드레날린이 분비되어 욱하게 된다' 등 모든 것에 대해 설탕을 탓하는 듯한 말들이 너무 많이 떠돌고 있다.

우선 백설탕 때문에 혈액이 산성화된다는 것은 당치 않은 말이다. 우리가 무엇을 먹든 혈액은 항상 약알칼리성으로 유지된다. 덧붙여 '백설탕이 뼈의 칼슘을 빼앗아 흐물흐물해진다'는 어리석은 의견도 있는데, 그 이유는 '혈액이 산성화되는 것을 칼슘으로 중화하기 때문'이라고 한다.

그 밖에 '당질을 에너지로 바꾸는 데는 비타민B1이 필요하다. 따라서 백설탕은 몸속의 비타민B1을 계속 빼앗는다'는 엉뚱한 이야기도 있다. 비타민B1은 돼지고기, 고구마, 그린아스파라거스, 콩, 다시마 등에 많이 함유되어 있기 때문에 고기나 채소, 단것을 균형 있게 두루 먹는다면 아무런 문제가 없다.

FDA(미국 식품의약국)는 1986년 백설탕을 비롯한 당질계 감미료와 건강 간의 상관관계를 종합적으로 조사해 발표했다. 그리고 '충치의 원인은 될 수 있지만 현재 소비량이나 섭취 방법이라면 달리 유해하다는 증거는 없다'고 결론지었다. 이 발표에서는 국민 한 사람당 당질계 감미료 사용량을 154그램으로 추정하고 있다. 일본인은 최근 20년간 그 절반 이하인 60그램 전후를 섭취하는 것으로 추정된다. 그 후에도 설탕이 건강에 미치는 영향에 대한 연구와 보고는 수없이 나왔지만 유해성을 과학적으로 증명한 연구는 아직까지 없었다.

44

현미 채식과 단식은 하면 할수록 빨리 죽는다

채식주의자는 100세를 넘길 수 없다

환자들이 조심해야 하는 음식에 대해 물어오면 나는 언제나 '현미 채식이나 단식을 하면 야위고 체력이 떨어져 일찍 죽는다'고 답한다. 현미 채식이나 단식으로 인해 순식간에 쇠약해지거나, 암이 단숨에 증식해 급사한 환자를 수없이 보아왔기 때문이다. 세계의 의학 논문을 살펴봐도 현미 채식이나 단식으로 암을 예방 또는 치료할 수 있다는 증거는 없다.

한편 100세 넘어서까지 건강을 유지하는 사람들은 모두 고기, 달걀, 유제품 등의 동물성 단백질을 제대로 섭취한다. 채식주의자는 거의 전무하다. 예컨대 100세의 뉴스 촬영 기사 사사모토 쓰네코는 "주식으로는 매일 100그램의 소고기를 먹는다. 특히 차돌박이를 가장 좋아한다. 건강을 위해서는 고기와 비계가 필요하다"고 저서에서 밝히고 있으며, 지금도 취재, 집필 등으로 왕성하게 활약하고 있다.

'매크로바이오틱(macrobiotic)' 등의 엄격한 현미 채식을 오랜 기간 계속하면 피부가 거무스름해지고, 윤기가 없어진다. 게다가

설탕을 섭취하지 않는 사람도 충치에 걸릴 수 있다. 이는 현미 채식 식단은 영양이 불균형한 식단이라는 사실을 드러낸다. 현미와 채소만 계속해서 먹으면 식이섬유를 너무 많이 섭취하게 되고, 미네랄이 필요 이상으로 배출된다.

'현미 채식을 하면 효소를 듬뿍 섭취할 수 있기 때문에 몸이 건강해지고 암세포도 억제된다'고 믿는 사람도 많다. 효소는 아미노산 화합물(단백질)의 일종으로, 소화와 대사 등의 중요한 생명 활동을 돕는다. 그리고 현미나 채소뿐 아니라 다른 동물이나 식물도 몸속에 효소를 많이 가지고 있다. 여기서 '효소를 자주 섭취하면 질병이나 노화를 막는다'는 오해가 벌어진 것 같다. 효소는 단백질이기 때문에 먹어서 몸속에 들어오면 일단 아미노산으로 분해된다. 그리고 필요한 분량만큼 필요한 형태의 단백질에 다시 합성되어 머리부터 발끝까지 몸 구석구석 조직을 만드는 재료가 된다. 현미나 채소를 먹어서 얻는 효소는 아미노산의 극히 일부에 지나지 않는다. 가열하면 효소가 파괴된다며 생채소를 먹는 등의 '생식'을 고집하는 것도 무의미하다.

현미보다는 흰쌀

현미 채식에 열심히 몰두하는 사람은 무농약이나 유기농에 대한 관심도 대단히 높다. 현미에는 농약이 쌓이기 쉬운 표피층과 배아가 남아 있다. 그래서 '무농약'이라는 이름이 붙은 현미에서도 자주 농약이 검출된다. 자신의 논은 무농약으로 경작한다고 해도 가끔 비바람을 타고 주변 농가나 골프장의 농약이 유입되기 때문이다. 반면 흰쌀에 쌓인 농약은 정미를 거치며 대부분 제거된다.

또 닭 등 동물의 배설물을 사용한 비료로 재배하는 유기농은 질소 과잉을 불러올 우려가 있다. 특히 배설물이 불러오는 질소 과잉은 심각하다. 도쿄의 하마리큐(浜離宮) 정원이나 비와 호(琵琶湖)의 치쿠부 섬(竹生島)에서는 민물가마우지의 배변에 의한 피해로 많은 나무들이 바짝바짝 말라죽을 정도다.

2004년 미국 미네소타대학 그룹은 그 지방 농작물의 대장균, 살모넬라균 등의 기생물 오염을 조사해 보고했다. 그들이 유기농 채소 476종과 일반 채소 129종을 수확 전에 조사한 결과, 유기농 채소의 오염률이 일반 채소보다 훨씬 높았다.

45

당뇨병 예방식이
당뇨병을 부른다

히사야마마치 연구로 알 수 있는 것

영양사가 권장하는 몸에 좋은 식사 중 하나로 '당뇨병 예방식'이 있다. 칼로리를 절제하고 밥, 채소 생선을 제대로 섭취하며 고기와 지방은 멀리하는 것이다. 혈당치가 높은 사람뿐만 아니라 건강한 사람도 귀에 딱지가 앉을 정도로 자주 들었을 것이다. 이론적으로 이 식사법은 췌장에 부담이 적고, 혈당치를 조절하는 인슐린도 원활하게 나와 당뇨병이나 그 밖의 질병을 멀리하는 데 도움을 준다. 하지만 이 식사법을 장기간 유지하면 당뇨병에 걸리기 쉽다는 것이 50년 이상에 걸친 건강 조사 '히사야마마치(久山町) 연구'를 통해 분명히 밝혀졌다.

후쿠오카(福岡) 현의 인구 8,000명 남짓한 마을 히사야마마치의 사람들이 이 연구에 협력하고 있다. 주민의 연령과 직업 분포가 전국 평균치에 가까워 일본인 전체 모습을 전망할 수 있다. 큐슈대학은 이런 이유로 1961년부터 40세 이상의 전 주민의 건강을 지속적으로 관찰해왔다. 영양지도를 할 때도 그 지방 대학의 영양학부와 연계해 후생노동성이나 당뇨병학회가 주장하는 '당질 60퍼센트의 일본형 식생활'을 강하게 추천·장려해왔다.

영양 세미나에서 공개된 히사야마마치 할머니의 식사 내용은 이런 식이다. 하루 총 섭취 칼로리는 1,600킬로칼로리다. 아침 식사는 보리밥, 달걀이 들어간 호박 된장국, 소송채 소테, 귤. 점심은 밥, 뼈째 말린 전갱이, 버섯 샐러드. 간식으로 고구마 몽블랑. 저녁은 빨간 쌀을 사용한 팥밥, 돼지고기 된장 볶음 양상추 말이, 바지락과 잘라 말린 무절임, 두부 맑은 국, 감. 밥도 흰쌀은 없고 보리밥 등 다채롭게 섭취하게 되는, 건강한 모양을 그림으로 그린 듯한 식사다. 히사야마마치의 대부분의 사람이 오랜 기간, 탄수화물 60퍼센트 전후, 단백질 15퍼센트 전후, 지방질 25퍼센트 전후의 영양 균형을 지켜왔다.

하지만 1974~1988년에 걸쳐 남성도 여성도 과콜레스테롤 혈증과 당대사 이상이 급증했다. 그 후에는 더 악화되어 1988년에 남성 15.0퍼센트, 여성 9.9퍼센트였던 당뇨병 환자가 2002년에는 남성 23.6퍼센트, 여성 13.4퍼센트에 달했다. 예비군을 포함하면 남성 60퍼센트, 여성 40퍼센트로, 전국 평균보다 훨씬 높은 비율이다. 남성은 비만인 사람도 계속 늘어났다. 칼로리 제한 중심의 고당질 식사로 당뇨병이 늘었다고밖에 말할 수 없는 결과다.

치매와 위암이 늘었다

이 연구에서 당뇨병인 사람은 치매 발병이 쉽다는 것도 알 수 있다. 히사야마마치에서는 1985년부터 65세 이상을 대상으로 치매 실태 조사도 실시했다. 치매 진단에 포함되지 않은 60세 이상의 남녀 1,000명 남짓을 15년간 추적한 조사에서는 232명에게서 치매가 발병했다는 결과가 나왔다. 성별이나 연령의 치우침을 감안해 분석한 결과, 혈당치가 정상인 사람들보다 당뇨병 환자와 그 예비군에서 현격하게 많았다. 특히 알츠하이머형 치매는 약 두 배에 달했다. 위암 환자도 당뇨병 환자 중에 확실히 많았다. 탄수화물을 섭취하지 않으면 혈당치는 오르지 않기 때문에 혈당치가 신경 쓰이는 사람은 우선 밥, 빵 등의 주식과 면류를 지금의 절반 이하로 줄여보자.

46

다른 건 다 못 끊어도
담배만은 끊어라

스스로 숨의 뿌리를 끊어서는 안 된다

환자들이 건강을 위해 해서는 안 되는 것이 무엇인지 물으면 나는 반드시 "담배만큼은 끊어라. 폐가 망가져 고생한다"고 답한다. 폐가 망가져 숨이 멈추면 끝이다. 폐는 '숨의 뿌리'다. 하지만 수많은 장기 중에서도 특히 약해서 상처받기 쉽고 아프면 회복하기도 어렵다.

폐의 구조는 포도송이와 아주 비슷하다. 줄기에 해당하는 것이 기관지, 포도 한 알 한 알에 해당하는 것이 '폐포'로, 사람이 숨을 쉴 때마다 풍선처럼 부풀어 오르거나 줄어들거나 해서 이산화탄소와 산소의 교환이 이루어진다. 덕분에 우리들은 산소를 들이마시며 살아갈 수 있다. 하지만 이 폐포막이나 세포는 파괴되기 쉽다.

지금 일본에서는 폐암으로 1년에 7만 명 이상, 폐렴으로는 12만 명 이상이 사망하고 있다. 폐암 사망은 모든 암 중에서도 가장 많고, 게다가 계속 증가하고 있다. 여기에 '담배 병'이라 불리는 COPD(Chronic Obstructive Pulmonary Disease, 만성폐쇄성폐질환)가 계속 늘고, 2013년에는 1만 6,000명 이상이 목숨을 잃었다. COPD는 기관지가 가늘어지는 '만성기관지염'과 폐에 구멍이 숭숭 뚫려 호흡이 힘들어지는 '폐기종'을 하나로 합친 것이다. 연기 등의 유해물질을 일상적으로 오래 계속 흡입하면 발생하기 쉽다. 실제로 환자의 90퍼센트 이상이 애연가다. 매일 20개비씩 20년간 담배를 계속 피운 사람 중 20퍼센트에게서 COPD가 발병한다. 결국 40세 이후에 걸리는 사람이 대부분이다.

최근 길거리에서 산소봄베(압축한 산소를 넣어두는 강철 용기 – 옮긴이)를 들고 걸어가는 중년 남성이 자주 눈에 띈다. 대부분이 COPD 환자다. 공기가 통하는 길인 기도에서 폐로 염증이 퍼져 기침, 가래가 나오고 숨 쉬기가 힘들어지는 등 서서히 악화된다. 사람에 따라서는 계단을 오를 때도 쌕쌕거리는 천식 같은 호흡을 한다. 흔한 증상으로 시작해서 서서히 진행하기 때문에 단순히 나이 탓이라고 생각하고 담배를 계속 피우면 큰일이다. 증상이 중병으로 발전하면 고통 속에 헐떡거리며 산소봄베를 손에서 놓지 못하게 된다.

폐가 심하게 아프면 호흡곤란에서 호흡 정지, 죽음에 이르는 경우도 적지 않다. 미국에서는 이 COPD가 사망 원인 3위에 올라 있고, 일본도 가까운 시일 내에 그렇게 될 것으로 예상되고 있다.

공기청정기도 담배 연기는 못 당한다

담배 연기에는 니코틴, 타르, 일산화탄소, 불완전연소에 의한 화합물 등 200종류 이상의 유해 물질이 들어 있고 그 중 수십 종류가 발암 물질이다. 유해 물질은 본인이 들이마시는 '주류연'뿐 아니라 점화부에서 피어오르는 '부류연'에도 가득해 주위 사람의 폐에도 계속 침입한다. 이런 유해 물질은 공기청정기로도 어쩔 도리가 없다. 담배 연기의 97퍼센트를 차지하는 가스 성분은 처리할 수 없다. 눈에 보이는 연기나 냄새는 사라질지 몰라도 유해 물질은 공기 중에 남게 되고, 공기 또한 대부분 정화되지 않는다.

담배의 유해 성분이 폐, 위, 췌장, 방광 등의 발암 위험을 높이는 것도 분명하다. 암은 처음 생겨나서 성장을 거쳐 진단될 때까지 10~30년은 걸린다. 따라서 젊을 때 잠깐 담배를 피우다 끊는 것도 중년 이후에 발견되는 암의 원인이 될 수 있다.

암의 근원은 그릇에 쌓여간다

적당한 술은 백약의 으뜸이지만, 술을 마시면서 흡연하는 것은 절대 금해야 한다. 알코올의 작용으로 담배 속 유해 물질의 독성이 강해지거나 흡수되기 쉬워지기 때문이다.

니코틴은 알코올에 매우 잘 녹는다. 니코틴은 천연 유기화합물 '알칼로이드'의 일종으로, 그 독성은 청산가리보다도 강하다. 어린 아이가 입으로 섭취했을 때의 치사량은 겨우 수 밀리그램. 계산상으로는 담배 20개비 정도의 니코틴이면 성인도 죽일 수 있다. 술을 퍼부을 정도로 마시면서 담배를 피우거나 하면 니코틴의 독성이 몸에 얼마나 많이 침투하는지 모른다.

18대째 가부키 배우로 일하고 있는 나카무라 간자부로 씨, 탤런트 야시키 다카진 씨는 모두 술고래에 줄담배였다. 그리고 모두 식도암 수술 후 폐렴으로 호흡기능 상실을 일으켜 사망했다. 술과 담배로 식도가 아프고 폐가 아픈 것이 '너무 빠른 죽음'의 계기가 되었다고 생각한다. 내 의학부 시절 동급생 중에서 일찍 죽은 몇 명도 다들 담배를 피웠다.

나는 암의 발병을 '발암 그릇'이라는 개념으로 생각한다. 사람들은 모두 각기 다른 용량의 발암 그릇을 가지고 있으며, 대기오염물질, 방사선, 농약, 담배 등의 발암체가 그릇에 조금씩 쌓여간다. 이것이 가득 차서 넘치면 암이 발병한다는 발상이다. 담배의 발암 위험은 피운 양, 계속 피운 햇수, 알코올 병용 여부, 연령, 체질 등에 따라 크게 변한다.

한마디로 담배는 자기 의지로 피우지 않을 수 있고 끊을 수도 있다. 주변 사람들에게 흡연의 피해를 미치지 않기 위해서도 담배 만큼은 끊자.

47

치료를 멀리하면 편안하게 죽을 수 있다

위암을 방치해서 10년 동안 생존한 간암 환자

한 간암 환자가 배우 오가타 겐처럼 멋지게 죽고 싶다고 말했다. 오가타는 간암을 가족 이외에는 일체 말하지 않고, 배우 일을 할 수 없게 되자 수술이나 항암제도 거부했다. 인생의 마지막 일이 된 텔레비전 드라마의 장기 로케이션 때는 집 한 채를 빌려 애완견과 함께 숙박하고 자주 말을 걸었다고 한다. 그리고 일을 끝내고 드라마 제작 발표에도 참석한 뒤 수일 후에 간 파열로 사망했다. 명배우답게 마지막까지 고통 없는 편안하고 훌륭한 죽음이었다고 한다.

내 환자 중에서는 진행이 상당히 빠르다고 말하는 경성 위암을 방치해서 초진 때부터 10년간 생존했던 A씨가 있다. 암 증상이 나타난 것은 초진 후 9년째인 2008년 9월이었다. 처음에는 "최근 대변이 가늘어졌다"고 하소연했다. 복막에 전이된 암이 커지고 대장 내강을 좁히기 시작했음을 알 수 있었다. 다음 해 2009년 1월에는 '먹는 양이 적어졌다' '변통이 온다' '가끔 하복부가 아프다' 등 여러 증상도 호소하게 되어 설사 등을 부드럽게 하는 완화 케어를 받으며 견더냈다. 85킬로그램이었던 체중은 70킬로그램으로 줄었는데, 완화 케어가 잘되어 러시아나 오키나와(沖縄) 이시가키 섬(石垣島), 교토 등으로 여행을 떠났다. 5월에는 체중이 62킬로그램으로, 6월에는 52킬로그램으로 줄더니, 8월에는 회사를 지인에게 양도하는 등 담담하게 인생을 마칠 준비를 해나갔다. 이윽고 온몸이 부어올라 근처 병원에 입원했고, 폐에 물이 차서 호흡곤란이 오자 모르핀 투여를 받으면서 10월에 편안하게 죽었다. 만일 담당의가 말한 대로 수술을 받았다면 초진 때부터 남은 수명은 1~2년밖에 되지 않았을 것이다.

암을 치료하지 않으면 나 자신의 존엄성을 지키면서 온화하게 죽을 수 있다. A씨는 그 사실을 직접 입증해주었다. 죽음 직전에 약간의 호흡곤란이 있긴 했지만, 그는 일을 끝까지 마무리하고 여행을 즐기며 회사도 제대로 정리해두는 등 풍성한 말년을 보냈다.

경성 위암 말기에는 장폐색이 일어나기 쉽지만 그 고통도 수술하지 않는 쪽이 훨씬 적다. 장기를 몇 번이나 잘라내고 장폐색으로 고통을 겪으며 온몸이 튜브에 연결된 채 죽은 이쓰미 마사타카(逸見政孝, 48세 한창 나이에 암으로 숨진 일본 인기 프리랜서 아나운서 – 옮긴이) 씨를 떠올리면 더욱 그런 생각이 든다.

한편 B씨는 식도 부근에 생긴 위암을 전혀 치료하지 않고 평소대로 생활하면서 7년을 살았다. 마지막에는 응어리가 커져서 식도를 좁혔기 때문에 "내시경 등으로 조금 넓히면 편안해지고 수명도 길어질 수 있다"고 제안했지만 "옛날에 수술로 고통스러웠던 기억이 있어서 절대로 아무것도 하고 싶지 않다"고 답했다. 본인의 의지는 확고했다. 점점 음식을 먹을 수 없게 되었지만 물만큼은 마지막까지 마실 수 있었다. 그는 내시경 치료를 거부하고 3주 정도 지나 사망했다. 쇠약사라고 해야 할까, 아사(餓死)라고 해야 할까, 바람처럼 사라지듯 죽는 방법이었다. 나 또한 암을 치료하지 않고 편안하게 죽었으면 좋겠다고 자주 생각하고 있다.

마치는 글

40년간 10만 시간을 연구한 결과

오늘은 내가 정년퇴직하는 날이다. 의학부를 졸업하고 41년간, 학창시절을 포함하면 53년간 게이오기주쿠에 몸담았다. 후쿠자와 유키치의 자서전 『복옹자전(福翁自伝)』을 읽고 게이오를 동경한 것이 벌써 초등학교 5학년 때의 일이다. 게이오 중학교에 입학한 이래 12년 동안 나는 후쿠자와 선생님이 이야기한 '독립자존' 정신을 배우며 자유를 구가했다. 게이오에서 '선생님'이라고 불러도 좋은 사람은 후쿠자와 선생님뿐이었다. 전통적으로 대학교 게시판에서는 교수도 '~군'으로 불린다.

그러나 게이오 대학병원 방사선과 연수의가 됐을 때, 나는 그 병원에도 여느 대학병원과 다를 바 없이 각 진료과 교수를 정점으로 한 신분 피라미드가 구성되어 있음을 알게 되었다. 조교수조차 교수 앞에서는 머리를 들 수 없다. 그러면서도 그들은 서로 '선생님'이라고 부른다. 그러니 병원 안은 '선생님' 천지다.

나는 '상대가 교수여도 선생님이라고 부르지 않겠다'고 결심했다. 1988년에 고립을 각오하고 '일본에서는 게이오 대학교, 도쿄 대학교를 비롯해 어느 대학의 외과의사든 멋대로 유방을 잘라내 버린다. 이것이 범죄 행위가 아니고 무엇인가'라고 주장하는 논문 「유방을 잘라내지 않고 고친다」를 월간 《문예춘추(文藝春秋)》에 발표했다. 그 결과 그 이야기를 듣고 암 덩어리만 제거하는 '유방온존요법'을 선택하는 환자가 늘었고, 지금은 그것이 치료의 기준이 되었다.

나는 환자가 가장 평온하게 오래 살 수 있는 질병 대처법을 누구보다 진지하게 고민해왔다고 자부하고 있다. 외래에서 수만 명의 암환자를 진찰하는 한편, 매일 아침 다섯 시 이전에 연구실로 출근함으로써 지금까지 총 10만 시간 동안 전 세계의 의학 논문을 찾아 읽으며 집필을 해왔다.

'항암제는 효과가 없다' '암의 원칙, 방치하는 편이 낫다' '건강진단은 백해무익하다' 등 게이오 대학병원이라는 거대한 의료 시설 속에서 의료계에 맞서는 주장만 펼치는 것이 허락된 건 기적이었다. 덕분에 병원 안에서는 고립된 상태였지만, 결국 많은 환자를 진찰할 수 있었기에 섭섭함이나 스트레스는 별로 없었다. 전작 『의사에게 살해당하지 않는 47가지 방법』에 보내준 독자들의 뜨거운 지지에도 기쁜 마음이 들었다. 2013년 도쿄 시부야에 오픈한 세컨드 오피니언 외래(http://kondo-makoto.com)에도 이미 해외에서의 요청을 포함한 수천 건의 상담이 예약돼 있다.

지금까지 나의 독립자존을 지지해준 여러분과 게이오기주쿠 대학교에 진심으로 감사한다. 나 또한 이제부터 숨이 다할 때까지 연구와 집필, 세컨드 오피니언 외래에 더욱 충실히 임하겠다.

2014년 어느 좋은 날

곤도 마코토

곤도 마코토의 양생법

양생의 길은 많은 말을 필요로 하지 않는다.
실천해야 할 것은
약과 보조제를 먹지 않고,
의사를 가까이하지 않고,
건강진단도 종합정밀진단도 받지 않는 것.
고기도 채소도 잘 먹고,
술도 단맛도 즐기고,
담배는 피하는 것.
자주 수다 떨고
자주 움직이는 것.
과거에 얽매이지 말고,
미래를 염려하지 말고,
지금 현재를 소중히 여기는 것.
이것이 양생의 가장 중요한 핵심이다.

약에게 살해당하지 않는 47가지 방법

초판 1쇄 발행 2015년 10월 23일
초판 8쇄 발행 2025년 1월 2일

지은이 곤도 마코토
옮긴이 김윤경
펴낸이 신경렬

상무 강용구
기획편집부 이다희 신유미
마케팅 최성은
디자인 신나은
경영지원 김정숙 김윤하

펴낸곳 (주)더난콘텐츠그룹
출판등록 2011년 6월 2일 제2011-000158호
주소 04043 서울시 마포구 양화로12길 16, 7층(서교동, 더난빌딩)
전화 (02)325-2525 | **팩스** (02)325-9007
이메일 editor1@thenanbiz.com | **홈페이지** www.thenanbiz.com

ISBN 978-89-8405-826-2 03510